With Classic Yoga

うつを克服する

活力呼吸法

クラシック・ヨーガとともに

禅ヨーガ研修会主宰

高橋玄朴

TAKAHASHI GENBOKU

地湧社《ちゆう》

うつを克服する活力呼吸法——クラシック・ヨーガとともに

この本は、
どうにも行き詰まって「死んだほうがましだ」と思えたり、
ストレスやプレッシャーに負けて
自分で自分がどうにもならなくなった時でも、
それを克服して強く生きるための方法を
できるだけ多くの人に知っていただきたいと思って書きました

◎目　次

プロローグ

もしあなたが、心の中で「自分で自分が思うようにならない」とか「プラス思考なんてできない。どうしてもマイナスに考えてしまう」「いつも疲れている。集中できない」「何をするにも体が重くておっくうだ」そんなふうに思えてしまうなら、そういうあなたがどうしたらいいか、その答えを本書に書きました。

私にはその気持ちと、そういう時の体の違和感がよくわかります。たとえば私も、「もう死んだほうがましだ」と思うほど追い詰められて、胸が締めつけられるような、重苦しい感じにさいなまれることがあるからです。

私がこのように友人などに言うと、「君にそんなことがあるなんて考えられない」と驚かれますが、実際にそういうことがあります。これは私だけのことではないと思います。年齢や性別、能力に関係なく、誰にでも多かれ少なかれあるのではないかと思います。

人間として生活しているかぎり、次から次へと問題の波が押し寄せて来ます。お金、家族、健康、仕事、人の評価……同じ波なんてありません。そのつど、元気さと度胸と創造性が試されます。どんな問題でも、平気で完璧に解決できるようになってしまったら人間ではない、別の生物だろうと思います。経営者、企業家、アスリート、主婦、受験生、アーティスト……、どんな職業の人も、健康な人も健康でない人も、平坦で何も起きない人生なんてないでしょう。人知れずトラウマを抱えていることもあります。誰にも言えない秘密があったりします。そういうことから、閉じこもりやうつになってしまうこともあります。

対人関係での緊張から、自分で自分がどうにもならなくなってしまう人も多いと思います。「ちょっとしたことで固まってしまう。固まったと思うと、なおさら自分で自分が思うようにならない」「仕事の緊張が尾を引いて気の休まる時がない」というようなことが続いて疲れ果ててしまうのは、珍しいことではありません。

四五〇〇年前に栄えた古代都市ハラッパー、モヘンジョダロの遺跡から冥想《めいそう》をしているらしい人物の像が発見されています。その時代から現代を通り越して未来何千年先にいたるまで……たぶん人間が二本足で歩く動物であるかぎり、悩みや問題にさらされているという点は変わらないのではないかと思います。

そんな私たちにとって、何よりも頼りになるものは、私たち自身の内なる智慧と精神的エネルギーだと私は考えています。

そして、内なる智慧と精神的エネルギーをより良く開く方法は、まさに四五〇〇年もの長きにわたる東洋の身体エクササイズの中にこそ蓄積されているのです。私がそう考える土台になっているのは、十九歳の時から今日までの四十九年間研鑽してきた呼吸法とヨーガによって培われてきたものです。

東洋の身体エクササイズには、ヨーガのほかにも、気功、太極拳、坐禅など仏教の冥想法、導引など道教の行法等々、いろいろあります。さまざまな方法がありますし、今もそれぞれに新しい工夫が積み重ねられています。

では、そのどれが優れていてどれが劣っているのかといえば、私は、〇〇法が特別に優れているとか際立って効果があるということはないと考えています。違いがあるとすれば、文化や好みの違いでしょう。

そのような違いはさておき、これら東洋の身体エクササイズには共通した特徴があります。その特徴の軸にあるのは「呼吸法」です。

呼吸法こそが、四五〇〇年にわたる東洋の智慧だと思うのです。このことをよく理解して実践しさえすれば、どの方法でも現代のさまざまな身心問題に役立つというのが、私の基本的な考えです。

本書でご紹介する「活力呼吸法」は、前著『ここ一番に強くなるセロトニン呼吸法』（地湧社）の呼吸法を一歩進化させた新バージョンの呼吸法です。

活力呼吸法の基盤になっているのは、人が誕生した時の最初の呼吸です。

呼吸法にはたくさんの種類があり、どれがどのように良いのかという提案もできますが、多くの呼吸法が、この「誕生の時の呼吸」とのつながりを持っています。したがって、活力呼吸法ができるようになると、ほかのさまざまな種類の呼吸法に応用できると考えています。

私は長年ヨーガを続けてきましたので、この本では活力呼吸法を軸としながらヨーガを一つの方法として話を進めていくことにします。

この本は、心の病気、あるいは身体の病気のあるなしにかかわらず、今思い悩み苦しんでいる心身から解放され、そこからさらに力強い一歩を踏み出せる方法を皆さんにお伝えしたいと思って書きました。それが病気の予防や治癒にもつながっていくことはいうまでもありません。

私の経験を通して学んだことが、少しでも皆さんのお役に立つことを願っています。

第1章

身体と心の相互作用を知る

1　身体感覚が心を支配する

社会不安障害（SAD）を克服したNさん

最初に、心のトラブルにつまずいて、それを克服された方の経験をご紹介します。

Nさんは、過度の緊張が十数年も続く症状で苦しんでいました。彼が私の主宰する「呼吸法とヨーガの教室」に初めて見えたのは四年ほど前のことです。今では、彼の人生は見ちがえるように変わっています。

心のトラブルは、多くの場合、いろいろな症状となって現れます。彼の場合も、パニックに陥るかと思うと、急激にハイテンションになったり、うつになったり、突然自殺衝動に襲われるなど多様な現れ方をしていました。

こうした心のトラブルには、神経症、気分障害（うつなど）、社会不安障害などがあります。

それらの境界ははっきりしないことが多く、同じ人が病院を変えると別の病名をつけられたりすることもあります。Nさんの場合も病名を特定することは難しかったのですが、「社会不安障害（SAD＝Social Anxiety Disorder）」という名前が一番当てはまっていたようです。

以下は、Nさんが自分の体験を振り返って話してくれたことです。

■職場に行くだけで緊張

私は大学を卒業してから三十年間、ある協同組合で融資に関係する仕事をしていました。融資の申し込みは、道路の拡幅工事などがあると一気に増えます。融資してほしいというお客さんがあると、まず審査をします。審査が通る人も通らない人もいるわけです。

一九九〇年頃、ある公共道路の建設が決まった時のことです。審査基準に満たないために融資をお断りしたことから、暴力団が絡んできたことがありました。暴力団員は事務所にずかずかと入ってきて、融資を迫るのです。これでは、なお審査を通すわけにいきません。断りました。ところが彼らはくり返し店頭にきては居座り、あきらめさせるまでに二年近くかかりました。この一件で、私は職場に行くだけで異常に緊張するようになってしまったのです。

タイミングの悪いことに同じころ、私は子どもの保育園の保護者会会長を引き受けさせられてしまいました。私は人前で話すのが大の苦手です。いざ話しはじめようとすると、いつも頭が真っ白になって、冷や汗がだらだら出ます。

保護者会の総会の日のことでした。「今日は演壇に立たなければならない」と考えただけで、朝から吐き気がします。いよいよ家を出ようとした時には自分でも顔面蒼白になっているのがわかりました。結局その日は家を出られませんでした。

「自分は病気だ」と思いました。以来精神科に通い、薬を飲みながらやっとのことで任期の一年間を終えました。

すると今度は「ものすごいことを完遂できた」と強い自信が湧いてきたのです。「自分にはこんなパワーがあるんだ！」と。それで張り切ったのはいいのですが、無理をして、肺炎にかかってしまいました。とはいえ、入院している間に興奮状態が収まったし、それがきっかけでタバコをやめられるといういいことがありました。

ところが、これで「よかった」とはならなかったのです。

■不安や恐怖が次々と浮かんでくる

私はお酒をよく飲むようになり、それとともにたくさん食べるようになったのです。どんどん太りはじめました。太るにつれて、どういうわけか気分が急速に落ち込んで、何もやる気が起きなくなってしまいました。

仕事も意欲が湧かないのです。職場放棄をして家に帰ったことが何回もあります。日曜日などは朝、コタツに入るとそのまま出られないで一日たってしまいます。

とうとう妻に「つらくて死にたい」とまで言いました。

妻は心配して、精神分析をするえらい先生が名古屋にいるのを探し当ててくれました。精神分析は今の日本ではあまり注目されませんが、二〇世紀初頭にフロイトという人が考案したものです。フロイトは、その後の神経症の治療方法や精神医学に大きな影響を及ぼした人物です。名古屋にいる先生は、そのフロイトの直系の弟子からアメリカで学んだ方でした。私は長野県飯田市の自宅から、治りたい一心で通いました。

治療方法は、ベッドに寝かされて思いつくままに話をするというものです。自分からは見えないところに先生がいて話を聴いてくれるのですが、一回の治療は約四〇分間、最後にアドバイスをもらいます。

往復に車で一日がかりです。一人で運転をしていると不安や恐怖が次々と浮かんできます。バスや電車なら気がまぎれたかもしれませんが、乗れないのです。以前、バスの中で下痢をしそうになって必死に我慢したことがあったからです。

私は、ストレスがあるとすぐ下痢をします。だから、トイレを我慢しなければならないというだけで、それがまたストレスとなって下痢が始まりかねません。しかたなくマイカーで通ったのです。

運転中は鬱々としたものでした。車を降りてまでその気分が尾を引きます。治療室に向かう階段を上りながら「ここから飛び降りたい」という感情がいきなり強烈に襲ってきて、ようやく我慢したこともあります。

■お酒がやめられない

それでも、治療を受けているうちに少しは症状が軽くなっていきました。しかし、治るには大きな問題がありました。お酒をやめられないことでした。

先生からは「治したかったら酒をやめなさい」ときつく言われていたのになかなかやめられず、ついに「あと三回飲んだら治療を中止する」とまで言われました。

我慢できていたうちはいいのですが、ちょっとしたきっかけで飲んでしまいました。先生に恐る恐る話しました。二度目に飲んでしまった時も正直に話しました。先生は、特にとがめだてをしません。

それでも三度目は、それを言ったらもう治療を受けられなくなると思って隠しました。しかし、見破られてしまったのです。そして、「もう、治療を続けられない」と言われました。どんなに謝っても、受け入れてくれませんでした。

やむなく私は家に戻りました。涙を流しながら……。

■呼吸法に出会う

以後、どんなことがあっても一人で対処しなければならなくなりました。症状は少し軽くはなっていましたが、たまたま上司が替わったことがきっかけで、またストレスが加わるようになりました。その上司は無理難題を次々と押しつけるのです。

歯がほとんど抜けてしまい、トップに直訴したところ、部署が変わって仕事は楽になりました。

それはよかったのですが、今度は課長代理になってしまったのです。責任が重くのしかかるようになりました。またまたストレスです。

このように良くなったり悪くなったりを延々とくり返していました。「もうこんなことから自由になりたい」と思って、心理学や宗教などの本を手当たり次第に読みました。

そして、『ここ一番に強くなるセロトニン呼吸法』という本に出会ったのです。


『ここ一番に強くなるセロトニン呼吸法』は東邦大学医学部生理学の有田《ありた》秀穂《ひでほ》教授と私の共著です。Nさんはこれを読んで、私の「呼吸法とヨーガの教室」へやってきました。以来、休まずに参加しています。Nさんは「終わったあとには気持ちがすっきりして、つらかったことが消えているんです。だから何があっても、どんなに忙しくても通いました」と言います。家でも毎朝三〇分間、坐禅を組んで呼吸法を続けているそうです。

二年ほどの間にNさんはプレッシャーで下痢をすることがなくなり、精神安定剤も下痢止めの薬も持ち歩かなくなりました。以前は、人と会う時など緊張すると顔が蒼白になるうえに、それを人に気づかれまいとしてどうしようもなくなり、その場にいたたまれなくなったそうですが、そういうこともなくなったといいます。

食事の量やアルコールも自分でコントロールできるようになりました。それまでは、過食と飲酒で肥満になり、血圧、コレステロール、血糖どれも高く、まさにメタボリックシンドローム状態だったのです。

一年半ほどしたころに、私が玄米食の話をしたことから食生活を変えて、体重を三キロ減らしました。その後、私が「寝たきりを半分に減らそう」というNPO活動に誘ったことから、その運動の軸になっている「キャベツダイエット」[1]を実行して、さらに七キロ落としました。このようなダイエットができるのも呼吸法、ヨーガを続けていたからだと、Nさんは考えています。気持ちが落ち着いているので、食欲をコントロールできるのです。

■精神的変化が訪れて

以前は食事やお酒だけでなく、気分転換にスキー、ゴルフ、旅行、映画、釣りなどいろんなことにお金を使っていました。今はそんなことをする必要を感じなくなっています。遊びが悪かったのではありません。遊んでいても楽しくなかったのです。

そして、私は独立する決断をしました。資格のある行政書士で道を切り開こうと決めたのです。

当然ですが、この決断は大きな問題でした。勤めていれば、いやな仕事や上司や同僚を避けて通れません。かといって行政書士として独立すれば収入は半分ぐらいになってしまいます。でも、そこそこの生活はできるし、仕事も生活も自分でコントロールできます。しかし、独立してうまくいかなくてまた神経症になれば、まったく収入が絶たれてしまいます。

これが大きなプレッシャーでした。勤めを続けて、呼吸法とヨーガでストレスを解消しながら定年まで我慢し抜く、という選択肢もありえました。けれども私は、自分を強くして、プレッシャーに耐えられる自分になりたいと思っていたのです。以前にもまして心理学や精神的な本を読み、呼吸法・ヨーガや坐禅もよりいっそう励みました。

■自然に道が開けてきた

それでも、いざ辞めるとなると大変なことです。

1　京都府立医科大学臨床教授吉田俊秀教授の考案により、食事の時にまず生キャベツを六分の一個食べるだけで、ダイエットとなり糖尿病などの検査結果が良くなるというものです。この方法を長野市大岡診療所の内場廉医師が高く評価し、寝たきりを半分に減らす運動の軸として勧めています。

「妻には、どういうふうに言おうか」

「職場の人には、いつ、どこで報告して引き継ぎをするのか」

考えは堂々巡りで、答えが出ません。本に書いてあるように「無になれば自然と道は開けていく」と思っても簡単にはいかなかったのです。

思いきって妻に話をすると、意外にもあっさりと賛成してくれました。それからは、独立の準備がとんとん拍子に進みました。

なんでもやってみれば自然に道は開けるし、無になっていれば頭で考えているよりも先が開いていくという感じがわかってきました。なにも、がむしゃらにやらなくてもいいんだと信じられるようになったことが、大きな精神的な変化かなと思います。


彼は次のように結んでいます。

今は、聞いてくれる人には、自分の体験を全部話しています。人に何か教えてあげられるなあという気がして、それも生きがいになっています。生きがいは行政書士だけではありませんでした。もっといろいろなことを勉強して、呼吸法やヨーガのことを人に伝えるなど、少しでも人のお役に立てるようになりたいと思っています。そういうふうに自分が前向きに考えられるようになったことが一番うれしいです。

社会不安障害（SAD）やうつの症状は誰にでも起こる

身体の反応と心の動揺の悪循環

初めての人に会ったり、大勢の人の前で話をすることが苦手だという人はたくさんいます。そういうことが平気だったり、楽しくてしようがないという人のほうが、むしろ少ないでしょう。

大事な試合、重要な会議でのプレゼンテーション、受験、プロポーズといった自分の将来にかかわることや社会的な評価が決まってしまうこと、命にかかわると思われることなどを体験する時に全身が緊張してしまうというのはよくあることです。

思考が停止して、何か言おうにも言葉が思いつかない、体を動かすこともできない。そんな時、冷や汗が出る、全身が震える、声が震える、吐き気がする、口が渇く、頻尿、尿が出なくなる、めまい、など身体の反応が起きます。

声が上ずったり震えたりするのは、息を吸ったまま、吐こうにも思うように吐けない状態で声を出そうとするからです。表情がこわばる、手が震える、顔が真っ青になるなどの症状も、充分に息を吐けないことが原因です。こういう症状は程度の差はあれ誰にでも起こります。

このように身体が反応すると、それによって今度は心が動揺します。

初めての人と話をしていて、緊張から顔がこわばってしまったとします。顔がこわばったことを相手に気づかれていないかが心配になります。そうすると何を話しているのか上の空になります。それでよけいに表情も体も硬くなって、その場にいたたまれなくなります。

一度そういう経験をすると、次にまた同じような場面に遭遇しそうだと想像するだけで心配になります。「自分は今心配しているな」と思うだけならいいのですが、心配している自分と戦おうとするから、硬くなったり体に違和感を持ったりするのです。

特に若いうちは誰でも、しばしばそういう状態になります。年齢を重ねるうちに慣れて、いつの間にか平気になってしまえばいいのですが、この悪循環にはまってしまうと、抜けられないことがさらに苦痛を増してどうにもならなくなります。そして、人前に出られないことが高じて、家に閉じこもってしまうことも珍しくありません。

このようなことから日常生活に支障をきたすようになると、社会不安障害（ＳＡＤ）と呼ばれます。

自分は子どものころ「自閉症」だったと思っている人、あるいは、ひきこもりだった、いや今でも「自閉症」だと思っている人も、こういうことが背景にある場合があります。これを克服することは可能だし、克服できれば人生が大きく開かれる可能性に満ちているのもＳＡＤというものでしょう。実際に社会的に活躍している人や、著名人の中にもＳＡＤの人、あるいはこれを克服した人が多いようです。

軽重は別にして、私たちが成長する過程で、あるいは大人になってからでも、ＳＡＤの症状が起きるのはむしろ当たり前ではないかとさえ思います。

誰でも、新しいことに直面する時に戸惑いがあります。その戸惑いが苦痛になるか、ならないかが、この症状を軽いと見るか重いと見るかの違いではないかと思います。まったくの未経験の出来事は何歳になっても起こりうるし、それが今までに学習してきた方法では対応できないこともあるはずです。

死にたいと思う時の身体メッセージ

Ｎさんの話の中で、「つらくて死にたい」と思うことがあったというのは印象的でした。私自身も、大変な問題に遭遇して自分の能力ではどうにもならないという時、「死んだほうがましだ」と思う一瞬があって、その時の身体感覚にNさんと共通するものがあるからです。

皮膚や筋肉は硬直し、強い違和感が生じています。

胸が締めつけられるような、痛いような……。

言葉では言い表せない異様な身体感覚に襲われます。

あまりにも強いこの身体からのメッセージに打ち負かされそうになります。

そんな時、「いっそのこと死ねたらどんなに楽か」と思うのです。死んだら、少なくともこの肉体が感じる異様な不快から解放されます。

こうした経験を通じて、また周囲の人たちの体験を詳しく聞くに及んで、「死にたい」というのは心の問題ではなく、今のこの身体感覚に耐えられなくなった時に出てくる言葉だと思うようになったのです。「未来への不安や恐怖を感じる」あるいは「現実の不幸から逃れたい」「人生の意味が感じられなくなった」というように、「心」が感じているだけでは人は自殺をしないのではないかと。


くり返します。

心の問題は、一般には必ず身体メッセージを伴います。その身体感覚に耐えられなくなった時に、人は自殺をしようとするのではないかと思うのです。

本書の執筆中に、現職の大臣やその関係者、官僚、タレントなど著名人の自殺報道が多々ありました。そして、それよりずっと多くの方々が倒産やリストラによる経済不安、仕事や学校での悩み、家庭内の悩み、男女間の問題、健康問題で自殺されたと厚生労働省の統計（自殺死亡統計の概況　人口動態統計特殊報告）の中に記述されています。

病気は別として遺書に身体的な不快感が書かれていることはほとんどないようですが、私は不快感があると思っています。

最近の特徴として、介護疲れによる自殺が報じられることが多くなりました。元タレントの清水由貴子さんが父親の墓前で亡くなっていました。しとしと雨の降る中で、認知症のお母さんが車椅子に残されていたというニュースほど、深い悲しみを抱かざるをえないものはありません。「介護疲れ」という言葉には、身体の強い不快な感覚が込められているのではないでしょうか。

にもかかわらず身体的な不快感を訴えて自殺される方がほとんどない中で、フリーアナウンサーの川田亜子さんが亡くなる四日前に自身のブログに書かれたことは身にしみて印象的です。ホテルのロビーに座って周囲の人たちの優雅で幸せそうにしている様子を眺めながら一人取り残された感覚を味わって「胸がきゅーと締めつけられます」と……。

仕事の合間、何もすることがないその瞬間だけ、今まで外に向いていた意識が自分に戻ります。そういう時のことをよく「ふっとわれに返った」と表現しますが、このわずかな時間に「胸が締めつけられる」という身体からのメッセージを受け取ったのだと思います。

その時に、自分自身の根底から湧いてくる意味感というか充実感があれば「取り残されている」という感覚になることはありません。このことは重要で、次に説明するような原因不明の不安や恐怖に襲われるというケースにつながっていきます。

不安や恐怖に襲われた時の身体メッセージ

原因がはっきりしている不安は、その原因となる問題が解決できれば消えます。

私にはこんな体験があります。一九歳の時でした。フランスの客船に乗ってインドへ行った帰り、船はセイロン(今のスリランカ)のコロンボ港に一日停泊しました。今はどんな様子になっているのか知りませんが、当時コロンボの港は大きな桟橋がなく、手漕ぎのボートが行き来しており、それで上陸するようになっていました。

私は船の中でインドの友人に手紙を書き、出航一時間ほど前になってポストに入れようと思って、ボートに乗りました。ところが、私の片言の英語が通じなくてボートはあらぬ方向に進んでいきます。

「とんでもないところに連れていかれて、出航までに戻れなかったらどうしよう」。お金は、ボートの代金と切手代程度しか持っていません。パスポートも持たないで出たのです。

その一瞬、胸に異様な感覚を覚えたことを記憶しています。

あわてて身振りを交えて使ったヒンディー語の単語がちょっと通じたのか、ようやく目的どおり郵便局から手紙を出すことができました。そして、甲板に戻ってコロンボの町を見るころには、すっかり気持ちも落ち着き、胸の不快感も消えていました。

不安というのは、不安を起こした原因がなくなれば、消えてしまうものです。

しかし、不安に襲われても、その原因が思い当たらないことがあります。

その時は始末におえません。

気がまぎれている時には忘れていても、くり返し不安が襲いかかってきます。そういう時は、やたらと電話をかけたり、大きな音でテレビをつけっぱなしにしたりします。意識を自分の外に向けてしのいでいるのです。

逆に、ある種の高揚感があり、気持ちが上ずって首から上が熱くなり、じっとしていられないような時も、気がつくと原因不明の不安に襲われていることがあります。それで、やたらと仕事をしたり、うろうろしたりします。

「心が体の中に落ち着かなくなる」のです。

若い時は、友だちもいるし、体力があり、気をまぎらわして遊ぶのも苦になりません。しかし、歳を重ねるうちに、そういうわけにいかなくなってきます。

子どもが家を出る。体力がなくなり、病気がちになる。定年退職。家族を失う。さまざまな生活環境の変化によって、孤独感を深めたり、やがて来る死を思うと自分というものの存在意味がわからなくなったり、何をしていても言い知れない不安が胸から離れなくなったりします。心に静かな平安を求めたくても、どうしてよいかわかりません。

そういう状態が続いて、うつを発症したり、最後には認知症になってしまうということがあるのではないでしょうか。

うつの時の身体メッセージ

楽しいとか、悲しいという感情が湧かない。泣けない。眠れない。すぐ疲れてしまう。だるい。何もする気が起きない。家から出られない。力が入らない。指一本動かすのも大変だ。思考力がなくなった。これらは、うつの時の症状であり、身体メッセージです。

私は二十代の数年間、うつを経験しています。その時、力が入らない自分に驚いたことがあります。何もできなくなりました。やっとのことで歩いて庭に出た時のことを今でも思い浮かべることができます。普通に歩くのでさえ足がものすごく重いのです。一歩一歩、足を上げるのにものすごい精神的なエネルギーを使わなければ、動かないのです。

自分はもうだめだと思ってしまいました。なぜそうなったのか、考えも及ばないまま永久に治らないかもしれないと絶望的になりました。

健康なら、生きていることの意味は、自分の内側から自然に湧いてきます。その意味感に従って、周囲の人間関係や目的意識などをもとに行動を起こします。ところが、体に力が入らないと行動を起こすことができません。

「体に力が入らなくてできない」ということがつらくて、心の力も入らなくなっていくのがうつなのではないでしょうか。

身体感覚が変わると心の問題を解決できる

身体の苦痛がさらに心を苦しめている

うつや社会不安障害などにおいては、心の不安や恐怖が原因で、脈拍が高くなったり、顔面蒼白になったり、さまざまな身体症状が生まれて苦しみます。だから、心の問題を解決すれば、身体の症状が消えると普通には考えられています。それは、確かにそのとおりです。

しかし、人は単に不安という心理状態に苦しんでいるだけではないのです。この時、身体が強烈な不快を感じているのです。うつには、抑うつ気分や不安、焦り、意欲の減退といった心の問題と、力が入らないという身体の問題とが同時に存在し、身体の苦痛がさらに心を苦しめるのです。

そして、苦悩を理解するうえで、身体が不快を感じていることのほうがむしろ重要ではないかと、私は考えています。たとえば、うつでも体が軽く動けば、苦しむことはおのずと少なくなっていきます。胸に強烈な違和感がなければ、いっそ死んだほうがましだなどと思いつめないですむのではないでしょうか。

そういうわけで、うつや社会不安障害など、一般に心の問題だと考えられているものを、身体の問題というとらえ方をすることが、心の問題解決の早道になると私は考えているのです。

うつとセロトニン神経の関係

うつの時にはセロトニン神経の働きが悪くなっていることが知られています。セロトニン神経とは、脳のど真ん中にあって脳の広い範囲に繊維を伸ばし、起きている時の脳の活動を調整している神経です。

うつの時に力が入らないことを、セロトニン神経との関係で見てみましょう。

セロトニン神経は脊髄にも神経を伸ばし、運動神経の働きを助けています。それを促通効果といいますが、運動神経が筋肉に仕事をしろという命令を出す時に、セロトニン神経が元気に働いていると命令どおりの力を出せます。ところがセロトニン神経が弱まっていると、運動神経がいくら動けと命令しても、筋肉は命令どおりに力を発揮できないのです。ふだんなら何気なくできることでも、力が入らず、指一本を動かすのにも大変な努力がいるということになります。

心の問題は身体の問題とつながっているということを生理学的に説明すると、以上のようになります。

「心身一如」とは昔からいわれていますが、セロトニン神経などの働きで説明できることがたくさんあります。セロトニン神経は、全身の生命活動を調整している自律神経や内分泌の機能の調整にかかわっていると同時に、大脳の、特に前頭葉の働きも適度に調整していることがわかっているからです。

物事を前向きに考えて意志を働かせ、体を動かして意志を実現するうえで、セロトニン神経が元気であることがとても大切なのです。[2]

身体の状態が気分をつくり出す

このセロトニン神経がある脳幹の上部にはほかに、ノルアドレナリン神経、ドパミン神経、アセチルコリン神経などの神経の小さな集合（核）があります。この部位は神経の繊維が複雑に絡み合って網様体と呼ばれたりします。

そして、ここは全身からくる神経も集まっていて全身の身体情報を脳の中で最初に受け取る場所でもあります。身体の内外の環境のモニターのような役割を持っていて、モニターされた情報は、脳全体で情報交換されて脳の活動に組み込まれます。

モニターされた内容が意識化されれば、痛いとか、暑いとか、疲れたという身体感覚となります。その内容を脳の情報交換システムが総合的に判断して、それが気分として自覚されます。たとえば、「疲れた」という身体感覚は、仕事の最中でまだまだ休めないというような時なら「つらいなあ。いやになったなあ」という悪い気分となるし、仕事を終えたあとならば、「今日はよく働いたなあ。疲れたから気持ちのいい眠りにつけるな」という良い気分となるでしょう。身体感覚から来るこうした気分が、行動を起こしたり止めたりする動機につながります。

このことをまとめると、「身体の状態は身体感覚や気分として自覚される。そして、この身体感覚や気分が、心全体を大きく変化させている」ということになります。[3]

そしてこのことから、「心の問題を解決するためには、心を変えようというアプローチより

2　セロトニン神経を元気にするには、呼吸法やウォーキングなどのリズム性運動がいいことがわかっています。これは、有田秀穂先生の仮説で検証が進んでいます。このことは、前掲の『ここ一番に強くなるセロトニン呼吸法』に詳しく書いてありますので、関心のある方はどうぞお読みください。

3　アントニオ・R.ダマシオ著『生存する脳』『無意識の脳　自己意識の脳』（以上講談社）『感じる脳』（ダイヤモンド社）に詳しく書かれています。

も、まず身体を使って身体を変化させるというアプローチのほうが、より役に立つ」といえるのではないかと考えられます。

呼吸法とヨーガの効果

そこで、本題に戻りましょう。

Nさんの例でも見たように、身体からのアプローチである呼吸法やヨーガが、心の問題の解決に効果を発揮するのはなぜでしょうか。その理由を以上のような現代の生理学で説明することが可能なのだと思うのです。

身体の不快感を取り除くには呼吸法とヨーガが大いに役立ちます。

この考えに確信が持てるのは、私が今日までに積み重ねた経験があるからです。特に、一九歳から四〇歳まで暮らしていた、ある生活塾での体験がその土台を形成しています。

その生活塾には、悩みを抱えているけれども、これという病気は持っていないという人が多く、神経症、うつ、自閉症、統合失調症、解離性障害など、今でいう社会不安障害とかその境界型の人が共同生活を通して治っていきました。

この生活塾の指導者の若宮章嗣《わかみやあきつぐ》先生は、生活そのものを変えることで悩みを解決する工夫を実践していました。それを「積極的環境変更療法」あるいは「インテンシブ・サイコセラピー（集中心理療法）」と呼んでいました。今の言葉でいえばまさにSADの治療現場にいたのです。[4]

そこでの生活は、朝起床してすぐに一五分間の冷水摩擦をおこなうことから、日が始まりました。それから約一時間かけてみんなで家中を掃除します。そして、ヨーガと坐禅をおこなったあと、ようやく朝食となります。昼間は、畑や庭掃除、木工、針仕事、近所の道路掃除など、体を動かすことが生活の中心でした。そして、体を動かして何かをする時には、姿勢と呼吸がとても大切だということをくり返し指導されました。

その時の自分の体験や実際にまわりの人たちに起こっていたこと、その後の今日に至るまで

4　ここでの生活は私にとって大きな比重を占めていますが、心の内に大事にしていて、ほとんど人には語ったことがありません。しかし、だんだんと客観的にはどういう評価があったのかも大切なことだなと思うようになりました。参考文献として『禪の生活』（佐藤幸治文／淡交新社／一九六六年）、『盲人に提灯　四巻一号』（松本善之助著／一光洞／一九六六年）、『禅生活・内観法』（佐藤幸治編／文光堂／一九七二年）などに写真入りで詳しく紹介されています。師の著書に『生きがいのある生活創造』（若宮章嗣著／ダイヤモンド社／一九七七年）があります。このほかに毎日新聞で「あるなかま（25）」に、佐藤幸治先生のコメント入りで二頁にわたって大々的に紹介されたことがありますが、掲載年月日は不明です。なお、佐藤幸治先生は故人となられましたが、京都大学教授で禅と心理学に関係する著書や論文を多数書いておられた方です。

の経験から、積極的に呼吸法とヨーガをして身体からのメッセージが変われば社会不安障害などを防げるし、かなりの程度、克服できるという確信に至ったのです。

Nさんも、心の問題を心で解決したのではなく「身体で解決した」のです。

2　疲労感は重要な身体メッセージ

心の問題から身体が蝕まれる時

「断腸の思い」で腸がちぎれる？

ここまでは、心の問題に身体が反応してつらい症状が出て苦しむというケースを見てきましたが、逆に身体が実際に蝕まれているのに、その原因が心の問題であることに気づかないでいることがあります。

心が不安や恐怖や怒りを感じ、そのために身体が病気になってしまう——それが「心身症」と呼ばれることは、皆さんもよくご存じのことと思います。

私が心身症を初めて知ったのは四五年ほど前のことでした。九州大学医学部の池《いけ》見《み》酉《ゆう》次《じ》郎《ろう》教授の著書に、心身症の例として、腸がくびれてほとんどちぎれてしまいそうになっているレントゲン写真が載っており、「断腸の思いからそのようになった」という説明に衝撃を受けたものでした。今日では心身症という言葉はよく聞かれるようになりましたが、当時は新鮮だったのです。

ストレスや緊張が続き、それが原因で胃潰瘍や糖尿病、偏頭痛、じんましんなどが引き起こされるのが心身症と呼ばれるものですが、心の問題から知らないうちに身体が蝕まれて、気がついた時には取り返しのつかない状態になっていた、ということは少なくありません。

ストレスが生活習慣病を引き起こす

二〇〇八年からメタボリックシンドローム(内臓脂肪症候群)対策として特定検診(通称、メタボ検診)がおこなわれるようになりました。メタボリックシンドロームとは内臓脂肪が多いことに加えて、高血圧、高血糖、脂質異常が二つ以上重複している場合をいいます。こういう状態になると、動脈硬化が急速に進んで、脳梗塞などで倒れてしまう危険が非常に高いことから、国を挙げて対策に乗り出したのです。

メタボリックシンドロームを含めて生活習慣病は、食習慣、運動習慣、飲酒・喫煙などの生活習慣の乱れのほかにストレスも発症の重要な原因になっています。

たとえば、生活習慣病の一つである糖尿病にはストレスが関係している場合が多くあることを、私は糖尿病患者さんたちから実際に教えられました。

私は「キクイモ研究会」という会を主宰しており、キクイモは血糖値が上がるのを防ぐので、糖尿病に効果があり、合併症が起きてしまった人たちにも症状軽減に役立っています。そういうわけで、しばしば糖尿病の方から相談を受けるのですが、糖尿病になったいきさつをつぶさに話してくださる方々のお話を聞いていると、リストラに遭ったり、家族の問題でストレスフルな生活が数年続いたあとに、血糖値が異常に高いので急遽入院したというケースが非常に多いのです。血糖値が下がらなくなるのは、必ずしも食べ過ぎや運動不足だけではなく、往々にして長期間にわたるストレスが背景にあるようです。

なぜストレスによって病気になるのか

ストレスが生活習慣病を引き起こすには、理由があります。

まず、ストレスが加わると身体に何が起きるかを考えてみましょう。

たとえば、道を歩いていて、突然危険が迫ったとします。文明の進んだ今日でも、山道を歩いていて熊に襲われたという話が時々ニュースになることがありますが、原始時代ならば、危険な動物に出会うことなど頻繁にあったでしょう。そういう時は、相手と戦うか、逃げるか、あるいは体を固まらせて動かず相手をやり過ごすか、瞬時に判断することになります。

いずれにしても、敵と遭遇したら、よく頭を働かせ体を動かせるようにするために、脳と筋肉に栄養を送らなければなりません。そのために血圧と血糖値を上げたり、胃腸など内臓の血流を抑えて血液を脳と筋肉に回します。戦うにしろ逃げるにしろ、手足は怪我をしやすいので、手足の毛細血管を収縮させて手足の血流も抑えます。

これが、よく知られているストレスによって瞬時に起きる身体の反応です。危険が去れば、すぐにもとに戻ります。このような反応は、脳の中の視床下部というところがつかさどっています。この視床下部が自律神経と内分泌を調整して、それによって全身の機能を調整しているのです。

ところが長期間ストレスが加わりつづけていると、血圧や血糖値が上がりっぱなしになってしまいます。それが高血圧や糖尿病を招くことになるのです。ストレスに対して「緊急に対処しなければならない」という判断が身体に反映して、それが持続した結果、生活習慣病が引き起こされるのです。

ストレスによって病気になってしまう理由はそれだけではありません。Nさんの例でもわかるように、ストレスが続くと食も乱れるし、運動もやる気が起こらない、大量の喫煙や飲酒におぼれることにもなります。これらがみな生活習慣病の要因だということは、皆さんもよくご存じのことと思います。

身体のメッセージを心が聞き取れない？

ところで、生活習慣病には非常に厄介なことが一つあります。

それは、前の章で書いてきたこととは違って、心が身体の変化に気がつきにくいことにあります。つまり、自覚症状がないまま病気が進行して、ある日突然脳梗塞で倒れて寝たきりになってしまうとか、いきなり「糖尿病だから入院しなさい」といった話になるのです。自分の身体からのメッセージを心が聞き取れないとは何ごとか、と思うのですが、難しいのですね。

つい最近、仕事でおつき合いしていた仲間が脳梗塞で倒れました。そして二週間ほどで亡くなってしまいました。四八歳でした。一か月前に会った時は元気で、合気道の型を見せてくれたりしていたのです。

別の友人は、兄弟をくも膜下出血で亡くしました。やはり四〇歳代だったと聞きます。

以前は、五〇代のサラリーマンに、突然倒れる方が多かったように思います。ところが最近は四〇代で倒れるという痛ましい出来事を身近な人から聞くようになっています。運よく一命をとりとめても、リハビリに長い年月がかかり、しかも元のように自由自在に活動できるとはかぎりません。

若くして倒れる方の多くが、二〇歳代から人がうらやむほどに有能で仕事一筋にがんばってきた人たちです。体格もいいし健啖家、健康で病気などしたことがない、そういう方は得てしてその状態が永久に続くと思いがちです。ところが気づかぬうちに病気が進行していることがままあるのです。

高血圧や高血糖に気がつかない

なぜ、病気の進行になかなか気づけないのでしょうか。

脳梗塞やくも膜下出血など、脳卒中の大きな原因は高血圧です。血圧が高い状態が長期間続くと血管が硬くなっていきます。動脈硬化ですね。無症状のまま動脈硬化が進行して、脳の血管が詰まったり切れたりすることが起きます。その結果、寝たきりになってしまったり、死に至る事態になることはよく知られています。

動脈硬化予防の臨床では日本で第一人者に数えられる内場廉医師（長野市大岡診療所長）は、

二〇歳で早朝血圧[5]が一二〇ぐらいなら、高いと思わなければならないといわれます。放っておくと一〇年、二〇年かけて血圧がじわじわと上がって、立派な高血圧になるからです。

ところが怖いことに、血圧が高い状態というのは意外と自覚できないものなのです。それで、危険が迫っていても気づかないということになってしまいがちです。

血圧の状態が自覚できないのは、自分でためしに計ってみるとすぐわかります。

私は自分の血圧を朝から晩まで三〇分おきぐらいに測ってみたり、一日のいろいろなタイミングで測定して試しています。血圧は自律神経の変化の影響を受けますから、どういう時に交感神経が優位になっていて、どういう時に副交感神経が優位になっているのか、ヨーガや呼吸法をするとどのように変化をするのかを知りたいと思って測定しているのです。ところが、「今日は血圧が上がっているだろうな」と思って測ると意外に低かったり、低いだろうと思ったら驚くほど高かったりします。一筋縄ではいかないのです。

自覚ができないということでは、血糖値も厄介です。

5　朝起きてトイレに行ってから、一時間以内の血圧を早朝血圧といいます。この時間が、一日のうちで一番高いので、高血圧かどうかを見るのには重要な指標となります。

ご存じのように高血糖が進めば糖尿病になるわけですが、糖尿病も、なかなか自分で気がつきにくい病気です。高血糖の自覚症状（喉が渇く、ふらふらする、空腹感、多尿など）があるから病院に行くことにしたという人より、健康診断で見つかったり、合併症が進んでから初めて糖尿病であることがわかったという人のほうが多いようです。

また、糖尿病というと肥満を連想しがちですが、実は日本人の場合、やせているからといって安心ではありません。それは農耕民族の遺伝的素質で、肥満、やせすぎに関係なく、半数の人は糖尿病の危険因子を持っており、実際四〇歳ぐらいから糖尿病予備軍[6]（耐糖能異常）となっているのだそうです。やせているために、なおさら発見が遅れる危険があるのです。[7]

いずれにしても、なぜ血糖値が異常に高くなるまで気がつかないのでしょうか。血糖値が高くても身体の異常などは感じないからです。「血糖値が高いという身体感覚」がないのです。

疲労感という身体メッセージを見逃すな

長引く疲労感に要注意

血圧の高い状態が続いても、高血糖が続いても自覚にしくいとすれば、どうしたら異常に気づけるでしょうか。身体からのメッセージはまったくないのでしょうか。

6　血糖値は、食事をすると高くなり、二時間ぐらいの間に元の状態に戻ります。そのような時に血糖を測ると、たとえば、100㎎／dℓだと、メタボ検診では合格となります。これを空腹時血糖値といいます。ところが空腹時血糖値が低くても、食後血糖値の高い状態がいつまでもだらだらと続く人を耐糖能異常といい、糖尿病で治療を受けている人よりも動脈硬化が早く進行してしまうことがわかってきました。このようにまだ糖尿病ではないけれども食後血糖値が高い人のことを糖尿病予備軍といいます。

7　長野市の内場廉医師によると「日本人の糖尿病患者はほとんどの場合やせている」ことは、専門医の間では常識なのだそうです。糖尿病予備軍は医者にかかっていないことが多く、かえって糖尿病で治療を受けている人よりも動脈硬化が早く進んで、脳梗塞などで倒れてしまうケースが多いことがわかっています。

必ずしもそうとは思えません。

脳卒中や糖尿病などでは、ことが深刻になる前の自覚症状として、疲れやすかったり、絶え間ないだるさや疲労感のあることがよく知られています。

糖尿病の患者さんの中には、医者から「運動をするように」と言われても、だるくて体を動かす気になれないという方がよくいらっしゃいます。このように運動不足になる背景には、疲労感が続いていることがあると考えられます。

運動や力仕事をして体が疲れた時の疲労感は単純明快で、休めばもとに戻りますね。

疲労というのは呼吸と同じで、人は生きているかぎり元気と疲労をくり返します。私たちは子ども時代からあたりまえに、疲労してはそこから回復することをくり返してきたわけです。ところが、「なぜだかわからないけれども疲れがたまっていて、いくら休んでも疲労感が取れない」「力が入らない」「いつも体が重い」「だるい」「すぐ疲れてしまう」という時があります。「ちょっと疲れているだけだ」と軽く考えがちですが、疲労がなかなか回復しない場合は注意が必要です。

こうした疲労感は、うつ病と区別のつきにくい場合もあります。うつ病とは、延々と続く疲労感の別名ではないかとも思えるくらいです。

実際、糖尿病とうつ病とは、相互に関係があるようです。糖尿病でうつになる場合もありますし、うつの人の血糖値は、空腹時には低くても食後は高いという耐糖能異常のケースが多いといわれています。

このようなことから私は、血糖値が高いとか、うつ病なのかどうかということに注意を向けるのと同じように、もしくはそれ以上に、疲労感が長引くことに注意を向ける必要があるのではないかと思っています。

いろいろな病気に共通して表れる症状を非特異的症状[8]と呼びますが、「疲労感」は一般的にどのような病気にも共通する身体からのメッセージ（非特異的身体感覚）だろうと思います。体が硬い、節々が痛む（関節痛など）といった身体感覚を伴うことも多いので、これらも疲労感に加えておきます。

「疲労感」という身体メッセージに注目して、ここから話を進めていきたいと思います。

8　非特異的症状に西洋の科学で初めて注目した人は、セリエという人です。彼の研究から、今日のストレス科学が進歩してきました。ここでは、症状としてではなく、どの病気にも共通する身体感覚があるということに注目しました。この本は、病気かどうかという視点で考察を進めているわけではないからです。

オーバートレーニング症候群の悲劇

スポーツの世界では、アスリートが陥る「オーバートレーニング症候群」が問題となっています。[9]

アスリートは、常に勝たなくてはならないことがストレスになりがちです。それに加えて、過剰なエクササイズによる過労が重なって、まず、短期間の休養では疲れが取れなくなります。そして、動悸、息切れ、立ちくらみ、胸痛、手足のしびれ、体重減少、不眠、異常に興奮しやすくなる、ちょっとしたことでイライラする、やたらと不安がつのる、うつになるなどの症状が起こるようになります。これが「オーバートレーニング症候群」です。ＳＡＤと同様な症状も多く、その根には同じ要因があることがうかがわれます。

そして、若いうちは健康だったアスリートも、「オーバートレーニング症候群」に陥ると、四〇歳を過ぎるころから血圧や血糖値が上がって、メタボリックシンドロームの状態が進んでしまうのです。

ビジネスマンのオーバートレーニング状態

これと同じようなことがビジネスマンにも起きています。

徹夜が続く、日曜祭日なしといった労働時間の多さ、それに伴う不規則な生活によって体の疲労が取れなくなるのと仕事上のストレスが重なることから、オーバートレーニングのような状態になります。体の疲れは心を疲弊させるし、心の疲れは体を疲弊させるのです。

私は今、ビジネスマンのための呼吸法のプログラム作りをしているのですが、そのパートナーのTさんも三〇代のバリバリのビジネスマンです。

彼は言います。

「みんな疲れています。疲れが取れないのです」

「いつも過緊張状態です」

調べてみると、一九九八年におこなわれた厚生省（当時）研究班の調査結果が見つかりまし

9 『中長距離ランナーの科学的トレーニング』（デビッド・マーティン、ピーター・コー著、大修館書店）、『体育の科学　vol.50』（特集　脳と心と運動）杏林書院

た。一五歳から六五歳の男女四〇〇〇人の疫学調査で、それによると五九パーセントの人が疲れを感じているそうです。特に、三五・八％の人は半年以上も疲労を感じつづけています。そして、三四歳から五五歳の働き盛りの人は疲労の割合が高くなっているそうです。

米国でも同様な調査がおこなわれていて、人口の二四％に二週間以上続く疲労感があり、六か月以上続いて日常生活にも支障をきたすような疲労感のある人は人口の二二％にも達しているそうです。

競争が激しく、一時も立ち止まっていられない状況は、二一世紀になってもとどまることがありません。いや、以前にもまして生きにくい時代となってきました。もっともっと疲労感が社会に根深く残る時代となっているのではないでしょうか。

疲労感の正体

ふだん気を張って疲れ知らずのように仕事をしていても、一段落してほっと一息ついた時など、ふっとわれに返った時に疲れを感じることがあります。

でも、日々仕事に追われるように忙しく働いている方たちは、そんなふうに疲れたなと思っても、「自分の体のことなんかかまっていられない。仕事はそんな甘いものではない」と目をつぶってしまうのかもしれません。

けれども、これを無視していると疲労はいつまでも続きます。

疲労感とは、身体や心に危機的な状況が生じたことを知らせる重要なメッセージなのではないでしょうか。「自分を振り返る必要があるよ」というメッセージ……それこそが疲労感の正体なのだと思います。

そして、そういう時に役立つのもまた、東洋的エクササイズなのです。

「自分を振り返ること」と東洋的エクササイズにどんな関係があるのか、次にそれを説明していきたいと思います。

3　呼吸法で自分の身心と向き合う

〈自我〉と〈われ〉

われに返る

ここまで述べてくる間に、「われに返る」という言葉が何度か出てきました。ちょっと思い出してみましょう。

それまで外に向いていた意識が一瞬自分に戻った時のことを「ふとわれに返る」と表現します。うつや社会不安障害など心のトラブルを抱えている時には、そのわずかな間に言い知れぬ不安におそわれたり、胸が締めつけられるような苦しさを感じたりすることがあります。

夢中で何かに打ち込んでいて、ふっとわれに返った時、身心が健康であれば、そこで感じるのは生きていることの意味感や充実感でしょう。けれども、何かの理由で生きる意味感が危機に陥っていると、非常につらい身体感覚とともに、死んだほうがましだというような思いに駆られるのではないかと思われます。また、一生懸命仕事をしている時には感じていなかったのに、一息ついて、ふっとわれに返った時に、胸の内に空《むな》しさとともに慢性的なだるさや疲労感がどっと押し寄せてきたりします。

私はこの「われに返る」ということが、非常に重要なカギを握っているのではないかと考えているのです。

「われに返る」の「われ」とは何でしょうか。

自分のことに決まってるじゃないか、と言われそうです。

では、自分とは何でしょうか……。

二つの自分

ふだん私たちは、仕事のこと、子どものこと、夫婦の問題、お金の問題、あるいは趣味や娯楽など、何かに心が奪われて、往々にして自分自身に心を向ける余裕のない生活をしています。

「心を奪っている内容は全部自分自身にかかわることだ、他人ごとではない」と思われるかもしれません。確かに、自分のことには違いありませんが、このような時の自分というのは、仕事や子ども、夫あるいは妻などの対象に対して「自分はこういうものだと意識している自分」です。つまり「相対化された自分」です。

けれども、「ふとわれに返る」と表現される時の「われ」は、そのような「相対化された自分」ではありません。今、ここに、ただある自分です。

いずれも「自分」であるには違いありませんが、ここではわかりやすいように、「相対化された自分」を〈自我〉と呼び、「今ここにただある自分」のことを〈われ〉というふうに区別して話を進めることにします。

〈自我〉とは何か

私たちが「自分とは何か」と考える時、すぐに答えとして出てくるのは、名前や職業、肩書きなどです。それは何かの対象に対して主体として意識する自分、すなわち「相対化された自分」である〈自我〉です。

私たちは、誕生した時にはまだ〈自我〉がありません。〈われ〉しかありません。成長するにつれて私たちは、さまざまな出来事に遭遇します。そして、その事実とそれに関連して起こった身心の変化を記憶しながら、「こういう時には自分はこうする」「これが自分だ」というものを作り上げていきます。この場合の記憶というのは、その時々に身体が反応した情動や湧き起こった感情、その時の自分の行動や言葉も含めての記憶です。このように経験を通して出来上がってきた自分が、ここでいう〈自我〉です。この記憶があるおかげで、私たちは「これが自分だ」という〈自我〉を育て上げることができるのだと考えることができます。

私たちは〈自我〉を使って、社会生活を営みます。〈自我〉は生きていくために必要なのです。〈自我〉のない人はいません。十代の後半ごろには一応の〈自我〉が確立して、人は大人としての歩みを始めます。

このようなことから私たちは日常的に〈自我〉＝自分だと思い込んでいます。何かを考えている時も、人と話をしている時も、「自分」といえば、このような〈自我〉のことを指していま す。〈自我〉は自分という存在のトップに立つ主役になりきっているのです。

私たちは〈自我〉を修正しながら生きている

ところが大人になるにつれて、それまでに作り上げられた〈自我〉では役に立たないところが出てきます。特に社会に出ると、就職、結婚、育児、子どもの独立、社会的地位の変化、家族との生別死別、健康問題など、さまざまな局面に合わせて、〈自我〉は少しずつ修正されざるをえなくなります。

そういう時に「自分とはこういうものだ」「相手が自分に合わせるべきだ」と決め込んでいると、〈自我〉が修正できず、まわりの状況に適応できない部分が出てきてしまいます。

逆に、まわりに合わせてうまくやろうとして、ひたすら〈自我〉を出さないように押さえ込んでいると、まわりに振り回されて、自分がどこかへ行ってしまったような心もとなさを抱えることになります。「自分はだめな人間だ」という思いにさいなまれたりして、〈自我〉は萎縮してしまいます。

どちらの場合にしても、自分で自分が自由にならず、生きることがギクシャクとしてきます。〈自我〉にしがみつき、〈自我〉を変えたら自分ではなくなってしまうという思い込み……これが不安感の正体であり、社会不安障害などの心のトラブルの本質だと私は考えています。

〈われ〉とは何か

では、自分の中の〈われ〉はどうなっているのでしょうか。

ふだん私たちの意識は常に〈自我〉に向いています。〈自我〉＝自分だと思って、〈われ〉を忘れて生活しています。

でも、〈われ〉はなくなってしまったのではなくて、ずっといつでも「今ここ」に存在しつづけています。そして、〈自我〉が育ち、さまざまな出来事に出会い、さまざまに反応しているさまを〈われ〉はいつも感じています。

幸せな時も苦境に立たされている時も、いつもかたわらにいるパートナーのような存在、常にそっと見守ってくれている母のような存在が〈われ〉なのだと考えればよいのではないかと思います。

「われに返る」というのは、まさに〈われ〉に意識を向けることで、それはとても大切なことだと、私は考えています。

東洋的エクササイズの智慧

〈われ〉からのメッセージを受け取る

ありのままの身心の状態を常に把握している〈われ〉は、身心が危機に陥れば見過ごしにはしません。必ずメッセージを発信します。

先ほど「疲労感の正体」のところで、疲労感とは身体や心に危機的な状況が生じたことを知らせる重要なメッセージなのではないかと書きましたが、疲労困ぱいしていても、床に入ればすぐに眠ってしまえるなら、それは身体が一時的に疲労していたにすぎません。そういう状態を通り越して、どんなにしても寝つけないほどに疲れを感じていたり、絶え間なく疲労感が続いている時は、〈われ〉が「眠らないで、自分の状態に気づいてくれ」と切実に訴えているのではないかと思うのです。

ところが、〈自我〉にしがみついていると、せっかく〈われ〉が発信したメッセージに気がつけません。気がついても、自分（＝〈自我〉）にとって都合が悪いメッセージは無視してしまいます。

そしてなおも疲労感を無視しつづけていると、うつ病や糖尿病など、身心が本当に病気になるという形で、〈われ〉が緊急信号を出すのではないでしょうか。

ですから、絶え間なく疲労感が続いたり、うつの症状や神経症などのさまざまな症状に苦しんでいる時には、静かに〈われ〉に意識を向けることです。そうすることで、どこに問題の根があるのか、どうすれば〈自我〉を立て直すことができるか、〈われ〉のほうから答えが出てくるのです。

呼吸法で自分を静かに観察する

では、どうしたら〈われ〉に意識を向けることができるのでしょうか。ここで、いよいよ呼吸法の出番です。

〈われ〉というものがふだん感じられていないのと同じように、呼吸もまたふだん意識することはありません。けれども、「呼吸法をしましょう」ということで呼吸をする時には、呼吸を意識します。この「呼吸を意識する」というのは具体的にどういうことかを考えてみたいと思います。

呼吸法をする時には、私たちは自分の鼻や喉を通る空気の流れを意識します。胸やおなかがふくらんだりへこんだりする変化を意識します。つまり、身体を意識します。

そうです。呼吸を意識するとは、〈自我〉が身体の状態に目を向けることなのです。つまり、〈われ〉に返ることにつながります。

呼吸法の目的の一つは、〈われ〉に返ることにあるのです。

では、ためしにゆったりと大きな呼吸をくり返してみてください。意識しないとできませんが、ゆったりと大きく呼吸をしていると、気持ちが落ち着いてきます。

そして、身体から感じられてくるものがあるでしょう。それを静かに観察することから始めるのが一番いいと、私は考えています。

静かに観察している時、〈自我〉は背後に退いて、次に〈自我〉が現れるまで、間があります。その時間は、一秒にも満たないかもしれないし数分間に及ぶかもしれませんが、とにかく間があきます。その間に、〈自我〉の思い込みが自然にリセットされることになります。

そして、次に〈自我〉が湧き上がった時には、「絶対にこうしなければならない」と思っていたことや目標が「たいしたことではない」と気がつくかもしれません。

ものすごく難しいと思っていたことが、とてつもなく簡単にできてしまうことに気がつくかもしれません。

今までの自分（＝〈自我〉）のありようは、自分が疲れるだけでなく周囲の人まで巻き込んで疲労困ぱいさせていた、と気がつくかもしれません。

「なんだ、これもあれも自分の見栄と体裁だったな」と思い当たるかもしれません。

あるいは、トラウマに突き動かされている自分を知るかもしれません。

呼吸を意識することは、〈自我〉が一度消えて、自分にとって今何が一番重要な問題なのか、自分は今何をすべきなのかが少しずつでも見えてくるきっかけになるのです。

このように呼吸法を伴っておこなう東洋的エクササイズを、冥想とか坐禅、気功、はたまたヨーガというのだと私は考えています。

身体や心の苦しみは、「新しい自我」へ向けての創造的活動を始める大きなチャンスです。このチャンスを見逃さず有効利用するための方法こそが、四五〇〇年の歴史によって培われてきた東洋的エクササイズの智慧なのです。

第2章

活力呼吸法の実践

1　呼吸のメカニズムを知る

呼吸法とは何か

東洋的エクササイズの共通点

ヨーガ、気功、坐禅、太極拳、武道など、東洋の身体エクササイズに共通する特徴として、次の四点があります。日本の伝統的な華道、茶道などの所作にもつながるものです。

1. 身体をととのえる――調身
2. 呼吸をととのえる――調息
3. 心をととのえる――調心

4．ゆっくりと動く（武道の中にはすばやい動作がありますが、基本になるのはゆっくりとした静かな動作です）

この中でもっとも要《かなめ》となるものが呼吸です。それは、呼吸運動が人間の意志と行動の原点だからです。ですから、どんなエクササイズをするにしても、何はともあれ、まず呼吸法をマスターすることです。

呼吸法と自然呼吸を区別しよう

最初に皆さんに理解していただきたいのは、「呼吸法」はふだん私たちが無意識にしている呼吸とは別のものだということです。酸素を吸って炭酸ガスを吐くという「生命の営みとしての自然な呼吸」と「呼吸法」とは切り離して理解する必要があるのです。とはいえ、しっかりと呼吸法ができるようになると、ふだんの自然呼吸も自身の生命活動をより高めてくれます。

このようなことがあるので、まず、私たちが通常無意識におこなっている自然な呼吸について説明します。

〈自然な腹式呼吸〉

生きていくには、何よりも酸素が必要です。ですから、自然な呼吸では、脳は吸うことしか命令しないような仕組みになっています。[10]

脳のど真ん中に脳幹という生命を維持するうえでもっとも大切な場所があります。脳梗塞などでダメージを受けると脳死状態になったり、悪くすると即死ということもある場所ですが、脳幹の中でも根元にあたる部分は延髄と呼ばれます。この延髄から呼吸運動の命令が出ています。

延髄からの「吸え」という命令で横隔膜が縮んで内臓が押し下げられて、おなかがふくらみ、肺に空気が入ります。そして、「吸え」という命令を止めると、ふくらんだおなかがもとに戻り、腹圧が上がって横隔膜が上に押し上げられます。

このような自然な呼吸を腹式呼吸といいます。腹式呼吸は、人間を含む哺乳動物が無意識に自然におこなっている呼吸です。すやすや寝ている人の呼吸を観察すればすぐわかりますが、おなかをふくらませて息を吸って、吐く時はフーッと力が抜けて息が出ておなかがへこみます。

10　『ここ一番に強くなるセロトニン呼吸法』に、詳しく書いてあります。参考にしていただけたらと思います。

〈自然な胸式呼吸〉

腹式呼吸では、胸郭も少しふくらんだりへこんだりしますが、運動などで身体がもっと酸素を要求する時には、腹式呼吸で吸う息では足りないので、さらに胸郭を広げて吸い込みます。これが胸式呼吸です。

〈自然に腹筋を使う呼気呼吸〉

スピーチをするなど話をしたり、歌を歌ったりする時には、ふだんの腹式呼吸では吐く息が足りなくなります。それで、腹筋を使っておなかをへこませて内臓を上へ押し上げ、横隔膜を押し広げることで、肺を縮めて息を吐きつづけます。このような呼吸は、横隔膜を中心とした腹式呼吸と区別して、「腹筋性の呼気呼吸」と呼んだりします。

現代人は自然呼吸が浅い

以上のように、自然呼吸は誰でも普通におこなっているものですが、今この自然呼吸が浅くなってしまっている問題を指摘する声をしばしば耳にします。

スポーツトレーナーをしている友人が「今の子どもたちは呼吸が浅い。腹式呼吸どころか、胸式呼吸すら充分にできなくなっている」と言っていました。「腹式呼吸が浅くて胸式呼吸も浅いので、いつも息が上がったままだ」と。

呼吸が浅ければ横隔膜はほとんど動かなくなります。そういう生活が続けば、当然、横隔膜は硬くなるし弱くなります。腹式呼吸ができていないという状態です。ところが、今の子どもたちに起きていることは、それだけではないと彼は言うのです。

運動などで酸素が足りなくなれば、我々は胸を広げて大きく息を吸います。しかし、パソコンやゲームなど座業では、酸素をあまり必要としないので、大きく吸うことがありません。そういう生活を続けていると胸郭の筋肉が硬くなってしまい、酸素が足りなくなっても胸が思うように広がらなくなるのです。

呼吸法が見直されているわけ

こういう場合は逆に、思いきり吐く練習をしていれば、自然な吸気で胸郭はいやおうなく広がり、充分に酸素を取り入れられるようになります。しかし彼らの多くは「思いきり吐いてごらん」と言っても、吐くこともうまくできないようになっています。運動習慣がないと、腹筋も使わないので、筋力も弱く、柔軟性もなくなっているからです。運動には体幹部の柔軟性が重要ですから、腹筋をはじめとした体幹の筋肉が硬くなっていれば、自分で自分の体を思うように動かせません。

運動をする習慣がないと、体も硬くなるし呼吸も浅くて日常の動作も制限されるようになります。そのために、自分で自分が思うように動けないということが起きるのではないでしょうか。そうなれば、それもイライラの種となっているのではないかと考えられます。

このようなことは子どもに限らず、田舎では車が人の足となり、都会ではエスカレータの普及で歩かなくなった昨今では大人も変わらないでしょう。現代人のせわしなさや、何かというと人を責める雰囲気は、もしかするとこうしたことも原因となっているかもしれません。

こういうことが背景にあるから、近年「呼吸法」が見直されるようになったのではないかと思います。

「呼吸法」とは、自然呼吸と区別して「何かの効果を期待して呼吸をする時の呼吸の仕方」のことです。たとえば、胸式呼吸をラジオ体操の深呼吸のように意識的にすれば、「胸式呼吸法」ということになります。腹式呼吸は健康に良いからと、意識して横隔膜を動かせば、それは「腹式呼吸法」といっていいでしょう。

活力呼吸法は元気が出る呼吸法

本書では、私が一九歳の時から約半世紀にわたって実践してきた呼吸法を中心に話を進めていきます。これは「下腹の筋肉」を意識的に使って吐きつづける呼吸法で、積極的に人生を変えていこうという目的を持った呼吸法です。

この呼吸法をしていると元気が出て活力を増すことから、「活力呼吸法」と名づけました。

目的に向かって歩むための「意志」と、生きる活力の源である「呼吸」とには深いつながりがあります。このことを次に説明していきます。

人間の意志と行動の原点は呼吸運動

吐く呼吸と意志の関係

誰もが健康でありたいと願っています。改めていうまでもありませんが、健康であれば体も心も快適ですね。仕事もできるし、趣味や娯楽も楽しめる、家族のためにがんばれるし、社会貢献だってできる、目標に向かって突き進むこともできます。これを一口にいえば、「健康であれば、自分の意志を実現できる」ということです。

私たちは、意志を実現するために生きているといっても過言ではないでしょう。

呼吸法の効果については、一般には健康になるという視点で語られることが多いのですが、ここでは意志の実現に焦点を当てます。

意志を実現するためには、言葉を使って人に意志を伝えます。

このことは、生まれた時から始まっています。

私たちが生まれた時、真っ先におこなったのは「オギャー」と叫ぶことでした。非常に強い呼気呼吸（吐く呼吸）で「われここにあり」と叫んだのです。呱々《ここ》の声といいますね。呱々の声には生きる意志がみなぎっています。

そればかりではありません、赤ちゃんは自分の思いを伝えるためにも泣きます。ギャーーーッと声を出しつづけて泣きます。息が止まってしまったのかと思えるほど吐ききってから、スーッと思いきり吸って、また、ギャーーーッと泣きます。

これもまた、下腹にある筋肉群を使った強い呼気呼吸です。赤ちゃんが泣き叫ぶのは、生きる意志の現れでしょう。だからこそ昔から、泣く子は育つといわれてきたのだと思います。

人は生まれた時から、下腹にある筋肉群を使って自己実現しつづけてきたといえます。

しっかりした声が出るわけ

下腹の筋肉は、しっかりした声を出す時に必要です。

しっかりした声は意志と関係しています。誰でも経験があると思いますが、意志があやふやな時は弱くか細い声になります。しっかりした意志を相手に伝えようとする時には、腹から声が出て、よく通るいい声になります。そういう時は、下腹の筋肉を使っているのです。

よく通るいい声が出る理由は、太鼓をイメージするとわかります。太鼓の皮は、ぴんと張っていないといい音が出ません。皮がぴんと張られていれば、バチの運動エネルギーが皮の振動エネルギーに効率よく転換されるからです。

人間の身体で太鼓の皮にあたる部分は横隔膜です。横隔膜がぴんと張っていると、全身、特におなかに響きが伝えられて、腹から声が出ると考えられます。

横隔膜がぴんと張っているためには、下腹の筋肉が強く収縮していることが大切です。それによって内臓が上に押し上げられて、横隔膜が張られるからです。

私は声楽家の方に会う機会があると、どんな呼吸法をしているかを尋ねます。人によって発声のための呼吸法はまちまちですが、基本的には横隔膜をぴんと張って声を出そうとすることは共通しており、そのためにどうするかという方法が少しずつ違うだけだとわかりました。その違いは、もしかすると骨格や体格が響きを微妙に変えているからなのかもしれません。

いずれにしても私たちは、意志を伝える手段として「泣く」のほかに、笑ったり、話したり、歌ったりします。これらは、すべて吐く呼吸でおこなっています。そして、それには下腹の筋肉が重要な役割を持っているのです。

立つことと意志の関係

この下腹にある筋肉群は発声の時に使われるだけでなく、坐ったり立ったりする時など、体幹を垂直に安定させるために必要な筋肉群でもあります。

息を吐きつづける時に使われる筋肉の代表的なものに腸腰筋《ちょうようきん》、錐体筋《すいたいきん》、腹斜筋《ふくしゃきん》、腹直筋《ふくちょくきん》などがありますが、これらの筋肉は同時に骨盤と脊椎《せきつい》の角度をととのえて体幹を垂直に保つために使われるのです。

立ったり坐ったりすることも、意志と深いつながりがあります。私たちは忘れていますが、自分が生まれて初めて起き上がって坐り、立てるようになるまでには、そして、しっかりと歩けるようになるまでには、大変な意志が必要だったと思うのです。赤ちゃんが何度でも失敗をくり返しながら、飽きずに立とうと努力する様子を見てそう思えます。

私たちは自分の意志で、立ち上がるのです。朝目を覚ましたら、顔を洗おうという意志を実現するために、まず体を起こし立ち上がらなければなりません。車に乗ってどこかへ行くにも、まず立ち上がることから始めます。私たちは、仕事をするにも、楽しむにも、意志を働かせる時は体幹を垂直に保っているのが基本姿勢です。

また、スポーツをしたり重いものを持ち上げるなど、さまざまな動作を安定して自由におこなうためにも、これらの筋肉群は大切な役割を担っています。

以上のことからおわかりいただけるように、意志を働かせる時、起きている姿勢をつくる時、強く息を吐く時、いずれも同じ下腹の筋肉群が使われます。これらの筋肉群と呼吸法について話を進めていくにあたって、便宜上、これらの筋肉群のことを「下腹筋」と呼ぶことにします。[11]

11　重力に抗して身体を垂直に保たせるために使われる筋肉を抗重力筋といいます。ここでお話している下腹筋だけでなく体幹にある多くの筋肉は抗重力筋ですし、立つために使われる足の筋肉群は、当然抗重力筋です。これらの筋肉には、セロトニン神経が働いています。セロトニン神経が弱っていると、力を入れようにも力が入らず起きるのがつらいという現象が起きます。

2 活力呼吸法のすすめ

活力の源となる呼吸法

下腹筋と丹田《たんでん》

吐く呼吸は意志を働かせることに関係していること、そして下腹筋を使って息を吐ききることにはとても大切な意味があることを説明してきましたが、この下腹筋に力を入れて意識的に息を吐ききる呼吸法が「活力呼吸法」です。

活力呼吸法をしていると、姿勢が安定するだけでなく、心が安定し自信が湧いてきます。つまり、うつや社会不安障害（ＳＡＤ）などの時に感じられる不快な身体感覚を解消し、快適な身体感覚へと切り替えられるのです。

活力呼吸法をおこなう際には、吐く時に力を入れる下腹筋の位置を身体でつかむことが大切です。

下腹に力を入れて息を吐く呼吸法には、丹田呼吸法と呼ばれている方法があります。若い方にはあまりなじみがない呼吸法かもしれませんが、日本の文化の一角にこの呼吸法があります。丹田呼吸法に私が出会ったのは一九歳の時で、師から直伝で学びながら、それとは別に優れた先輩諸氏の呼吸法を調べては試していました。今となっては古典に属する本が数あり、中でも肥田春充《ひだはるみつ》[12]の正中心の呼吸法や藤田霊斎の調和息からは重要な示唆を得ました。また、武道や養生道の中で使われてきた丹田呼吸法についても調べました。いずれも「下腹」をポイントにしていることは共通しており、「丹田」という言葉が使われています。

丹田とは鍼灸でいう関元《かんげん》というツボの別名です。関元はへそから三〜五センチ下にあるとされています。しかし、「丹田」という言葉の使い方はもっとおおざっぱで、へそ下一〇センチ

12　肥田春充(一八八三〜一九五六)は、病弱な幼少時代を過ごしたことがきっかけで、のちに肥田式強健法を編み出しました。この強健法は昭和初期を代表する健康法ともなり、また武道家の技を磨く基礎となっています。この急所となるものの一つに、正中心という概念があります。詳しい説明は省略しますが、下腹に球をイメージして腹と腰を鍛えるというものです。

だという実践者もいますし、「中心感覚を磨け」というような言い方で腹の奥を指して説明されることもあります。いろいろなイメージの仕方がありますが、だいたい丹田は、おへその下で男性が着物の帯を締める高さのところ、お相撲の回しの位置を指しています。

このような下腹や丹田の位置の説明に私は何かしっくりしないものを感じていました。そして五十代の中ごろになって、ようやく東洋的な身体エクササイズの原点にある呼吸法の共通点が見えてきたのです。

それは、息を吐く時には、丹田をイメージするよりももっと具体的に、下腹筋を意識してしぼる(力を込める)ことが大切だということです。

私が下腹筋と呼ぶ部位は、先に述べたように腸腰筋、錐体筋、腹斜筋などの筋肉群を指しますが、特に意識する部位は丹田よりもっと下で、恥骨のところの錐体筋とその周辺です。この筋肉に意識して力を込められるようになると、ほかの筋肉群が自動的にうまく動いてくれます。姿勢を維持するための筋肉群が思うように働いてくれて、呼吸がとてもなめらかで楽になります。そして、何よりもここに力を入れられると、心がどっしりと落ち着いてきて、自信が湧いてくるのです。

帯や褌《ふんどし》を締める文化

このような下腹筋をしぼる呼吸法には、これまで特に名前がなかったように思われます。それは、あまりにもあたりまえに、歴史に記録される以前からおこなわれてきたことだからではないかと私は思っています。先ほど赤ちゃんの産声のことに触れましたが、これに象徴されるように、人間が行動を起こす原点として、時代や文化を超えて共通するものではないかと考えるのです。

その証拠として、私は古今東西に帯や褌を締める文化があることに注目しています。

ある時、ヨーガの仲間が「ツタンカーメン王は、おへそよりだいぶ下のほうで帯を締めている」と写真を見せてくれました。このことから私は、帯を締める位置に興味を持って、古代の遺跡から出土した像や遺されている絵などのさまざまな写真を見てみたのです。

古代インドの神の彫像や仏像の写真を見ると、いわゆる丹田のあたりで帯を締めているものが多いのですが、もっと下のほうの恥骨の高さで帯を締めているものがけっこう見つかりました。東南アジアの遺跡やアメリカインディアンの写真、キリストの洗礼を描いた絵などにも、ここを締めているものが見られます。この下腹の位置を特定するならば、「恥骨から鼠蹊部《そけいぶ》にかけての三日月状の部位」ということになります。

古代、恥骨の高さで帯を締めていた例

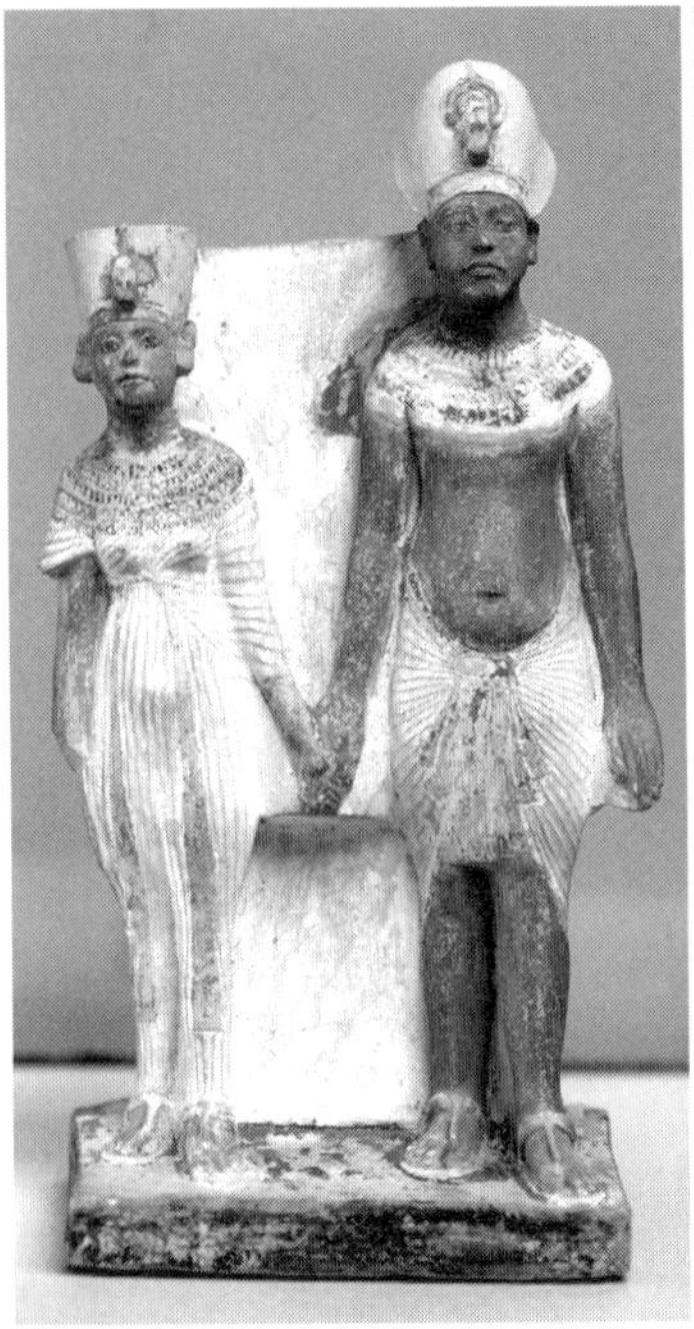

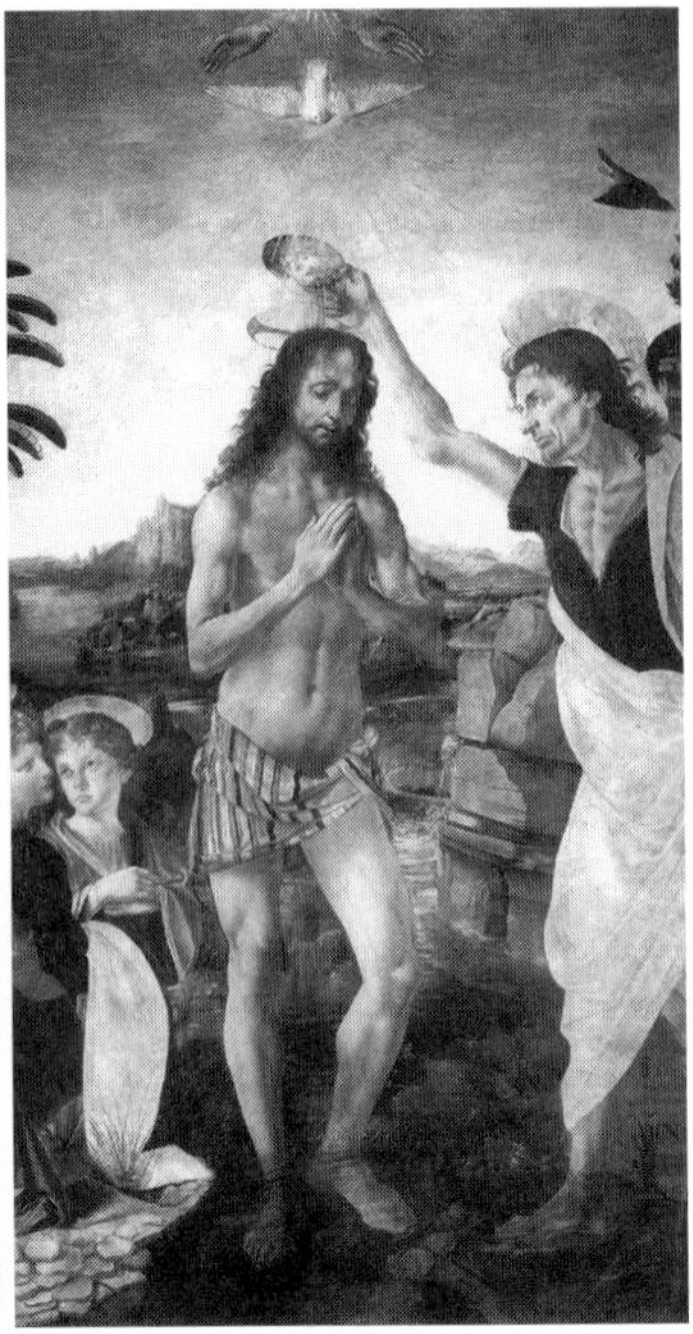

左：アメンヘテプ4世と王妃ネフェルトイティ（ユニフォトプレス提供）
右：キリストの洗礼　アンドレア・デル・ベロッキオ画

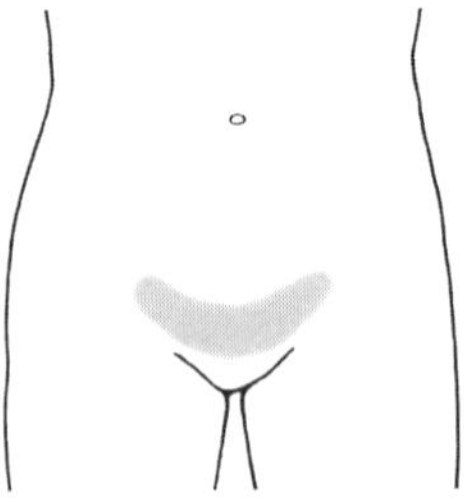

下腹筋の位置

これは、日本では帯ではなく褌を締める位置です。今の人の褌の締め方は、ズボンのベルトのような位置で締めていますが、昔の写真を見ると、子どもも大人も、水泳の時などに赤褌を締めている位置は恥骨の高さでした。

では、実際に自分で布などを使って下腹の位置で締めてみましょう。

自然に姿勢が良くなりませんか? その状態で体をいろいろ動かしてみると、どうでしょうか。上体が自由に動かせるようになったと感じられるのではないでしょうか。

古代エジプトの時代から洋の東西を越えて、下腹を締めることがおこなわれてきたのには、それなりの意味があると思われます。

「締める」ことの意味

「締める」ということでいえば、気合を入れて何かをやろうという時にはねじり鉢巻を締めますね。また、ネクタイを締めると気分がしゃんとします。ズボンのベルトの位置は一般にへその上ですが、ベルトを締めるとやはり腹がすわってきます。体のどこかを締めると意識がクリアになるのかもしれません。これは興味深い現象です。

呼吸法の時に腹筋をしぼるというような時にも、締めるという意味合いがあります。かつて私は師に「日本では肛門を締めることが秘伝だった。今では公開されているけれども」と言われたことがありました。

またヨーガには、秘伝というほどではなくても「バンダハ」という方法があります。バンダハとは、英語のバンド(band)と同じ語源で締めるという意味で、下腹や肛門を締めるテクニックなのです。

このように、締めるというしぐさの中に、身体と心の関係が隠されていることは興味深いものです。

活力呼吸法の効果

活力呼吸法の効果の三段階

呼吸法をしていると、気持ちが落ち着く(異常な緊張・興奮状態をしずめる)、落ち込んだ時は元気が出る、腹、腰に力が入る、姿勢がととのう、よく通るきれいな声が出るなど、日常生活に活力がもたらされます。そのほかにも、腹部内臓の血液循環が良くなって内臓が元気になる、腸を刺激して便通が良くなるなどといわれ、実際そのとおりだと思います。

私自身が呼吸法に魅力を感じて、何十年と継続できたことには、どういう効果があったからなのかを考えてみました。


活力呼吸法で実感される効果には、三段階あります。

第一段階は、一呼吸で体験できる効果です。

ゆっくりと息を吐いていく時に心が静かになります。

なぜそのようなことが起きるかというと、意識が自分の呼吸に向かうからです。

私たちはふだん、何かの対象に意識を向けています。仕事のことや、友だちのことや、家族のこと、良いこと悪いこと、何かに意識が向いています。病気の時なら、不快な身体と病気によって引き起こされる不幸な状況に意識が向いています。

ところが、呼吸法を始めると、一瞬にして意識は自分を悩ませていた対象ではなくて、呼吸に向きます。呼吸に意識が向くというのは、息が通る鼻や喉、おなかなど具体的に、呼吸に関係する身体の部分に意識が向いていることです。一瞬にして注意の先が変わることで、気分が落ち着くのです。

第二段階は、約三〇分から一時間ぐらいしっかり呼吸法をした時の効果です。呼吸法をしていると、だいたい三〇分ごとに明らかに気持ちが落ち着いていきます。その合間の一五分おきぐらいにも、自分の中で何か変化が起きていることが自覚できますが、顕著な変化はおおよそ三〇分ごとに訪れます。これは、特に大きな問題を抱えて深く憂慮している時などには、それが解消していくのがはっきりわかります。

いわゆる「無心になっている」とか「無の状態」というのはこういう時に経験されます。坐禅は線香一本、約三〇分程度が一クールになっています。約三〇分というサイクルには何か必然性があるのではないかと思われます。

第三段階は、呼吸法を約三か月以上続けた時の効果です。三か月ぐらい続けると、ふだんの生活の中で今までとはちょっと違った自分を発見できるようになります。

今までなら動揺していたことが何でもなくなったり、我慢できないことが我慢できるようになっていたりします。たとえば、以前の自分だったら辞表をたたきつけたくなるようなことが起こっても、「たいしたことではない」と思えて、冷静な言葉で問題を解決できたりします。あるいは、プレッシャーに押しつぶされそうなことがあっても対処できるようになっていたりします。

もちろん個人差はありますが、おおよそ以上のような段階を体験されるのではないかと思います。

呼吸法を続けていて体験する効果をまとめると次のようになります。

生きがいが感じられる

「生きがい」とか「生きる意味」は、人の役に立てたとか、理想に向かって生きているというように、生きがいを感じられる対象があるから生じると考えられています。

しかし、第1章のうつについてのところでも書きましたが、自分の中に意味を感じる力、つまり自分の中から意味が湧き上がってくるのを感じる感性のようなものがないと、生きがいの対象に気づくことができません。

呼吸法をしていると、そのような感性が養われます。それは、下腹に力が入った実感（身体感覚）がもとになって生まれるのです。

自然体で念願を達成できる

どんなことでも最初はうまくできません。それでも、練習していくうちにある日突然できるようになったという経験は、誰にでもあると思います。そのような喜びをドイツの心理学者、カール・ビューラーという人は「機能快」と呼んだそうです。

このような喜びがあるから、一つできたらまた次のもっと高いレベルの技術へと、私たちは挑戦していきます。これにはスキルが上がった喜びだけでなく、努力の甲斐があったという喜びが混じっているのだと思います。

私たちは何か物をつくったり、描いたり、楽器を弾いたりといった、手を使った作業をする技術を習得するためにくり返し練習します。その時、肩や腕に力が入っていれば上手にできませんね。

呼吸法をして下腹に力が入るようになると、肩の力が自然に抜けてきます。それで、自分の考えたように体が動いたり、手が思うように動くようになったりします。

小さな悟り

「吹っ切れる」という言葉があります。ご存じのように、悩みごとがあって、何かのきっかけで、ふっと悩みがなくなることを意味します。

以前、どうしても腹が立ってしようがないことがありました。すると、腹を立てている自分がとても不愉快です。何とかやめようと思いました。しかし、一度情動の嵐が起こるとなかなか止まりません。数週間、あるいは数か月だったかもしれません。情動の嵐は時と所を選びません。とんでもない時に思い出しては非常に不愉快になります。その時、くり返し集中的に呼吸法をしました。

呼吸法をしたからといってすぐに問題解決ができたわけではありませんが、くり返しているうちに、ある瞬間、吹っ切れました。呼吸法をしていて、いきなり吹っ切れたのです。その瞬間を今でも覚えています。呼吸法をしながら台所へ水を飲みに行きかけたその瞬間を……。以来、その問題で腹が立つことは、なくなりました。

悩みが吹っ切れたことは、昔から何回もありましたし、それ以後もありますが、この時は「呼吸法で吹っ切れる」という見きわめがついた瞬間だったので印象が強く残っています。

吹っ切れることを「小さな悟り」と呼んでもいいのではないかと、私は思います。自分で自分自身がどうにもならない時に、ある瞬間、それが一気に解決してしまう。それは、理屈で納得するのではありません。理性が感情を抑えるのではないのです。ふっと消えてしまうのです。

この吹っ切れる瞬間なのですが、それは、どうやら吐ききった息を吸いはじめる瞬間とタイミングが一致していることが多いのではないかと私は感じています。

正確には、吹っ切れた瞬間の呼吸の様子と、脳波なり脳の血流の変化の関係を調べれば、客観的にわかると私は考えています。[13] 呼吸法で「吹っ切れる」状態をつくり出すことは、そんなに難しいことではありませんし、数学の難問に取り組んでいて、ある瞬間にパッと答えがわかったという時も同様のことが起こっていると考えられます。同じような条件をくり返し作って調べることは、不可能ではないはずです。

自分が自由になる

活力呼吸法を長く続けていると、自由自在な自分を実現する、精神の深みに到達する、自分をありのままに知るというような人間の根源的な願いが達せられる喜びを味わえます。

自分を変えようとして、変わるのではなく、やっていれば変わっていくという喜びです。

たとえば今まで難しいと思っていたことが「なんだ、たいしたことないや」「気がついたら、できちゃった」という喜びになります。「テンションが高く心が散漫で落ち着かない時」には、落ち着けるようになるし、「気落ちしたり疲労を感じてやる気が起きない時」にはやる気が出ることがわかると思います。

継続しているうちに、自分が変わっていく喜びは、人生の中でもっとも深い喜び、あるいは深い快適さにつながっていきます。

そして、東洋的なエクササイズの目指している世界がこのことの中にあるのです。

13 巻末付録の「2脳波測定」にそのアイデアを書きました。

3　活力呼吸法の実践

活力呼吸法の練習

自分の呼吸を観察することから始めよう

初めて呼吸法を実践しようとすると、意外に難しいと感じるかもしれません。ふだんは無意識に呼吸をしているのですから、それを意識するだけで、どうしていいかわからなくなってしまうこともあります。

こんな質問をよく受けます。

「吐く時におなかをへこまそうとしているのにふくらんでしまい、吸う時にへこんでしまう。どうしたらいいでしょう？」

このような場合は、思いきり深呼吸しながら、身体のどこが広がったり縮んだりするのかを自分で観察してみましょう。そうすると、どこに問題があるのかわかってきて、呼吸法が楽にできるようになるはずです。

ここからは、自分の呼吸を観察しながらお読みください。

まず、姿見を用意します。

おなかと胸の動きを観察しながら、思いきり息を吐いてみて、次に思いきり吸ってみてください。

どういう時におなかがへこみ、どういう時におなかがふくらんでくるでしょうか。

何度も何度も実験してみてください。

おなかは、必ず決まったようにしか動きません。その逆にはならないのです。一見、さっきと今とでは逆の呼吸をしているように感じられることがあっても、息を吐きはじめ、完全に吐ききる、今度は吸いはじめて、完全に吸いきる、といった動作のどこかの段階の動きなのです。

観察しておわかりいただけたように、下腹に力を入れて吐くと、感覚的には下腹がへこんでいくように感じられますが、実際に大きくへこむ場所は、みぞおちです。また、吸いはじめは下腹からふくらんでいくように感じますが、大きくふくらむ場所はやはり、みぞおちです[14]。

このことがわかると、だんだんに呼吸法が飲み込めるようになります。

14　思いきり吐ききった時には当然、おなかがへこみます。腹筋に力を入れてしぼっているからです。逆に、大きく息を吸いきった時にもおなかがへこみます。どうしてでしょうか。胸郭が横隔膜よりも大きく広がるからです。このときには、腹筋がしぼられているわけではありません。また、思いきり息を吸い込んだところから、ふっと肩の力を抜くと、おなかが少しふくらみます。ちなみに、この現象を強調すると逆腹式呼吸と呼ばれる呼吸になります。

おじぎで予備練習

まず、おじぎの要領で練習してみましょう。

①足を少し開いて、自然にゆったりと立ち、みぞおちに両手を当てる。
②上体を前に倒しながら、みぞおちを押し込んで息を吐いていく(鼻で吐く)。
③吐ききったと思ったところで、さらにフッと吐く。
④ゆっくりと自然に息を吸いながら(鼻で吸う)、上体を起こす。

最初は、一日に三～五回ぐらいにしておきます。慣れてきたら、自由に回数を増やしてください。

おじぎで予備練習

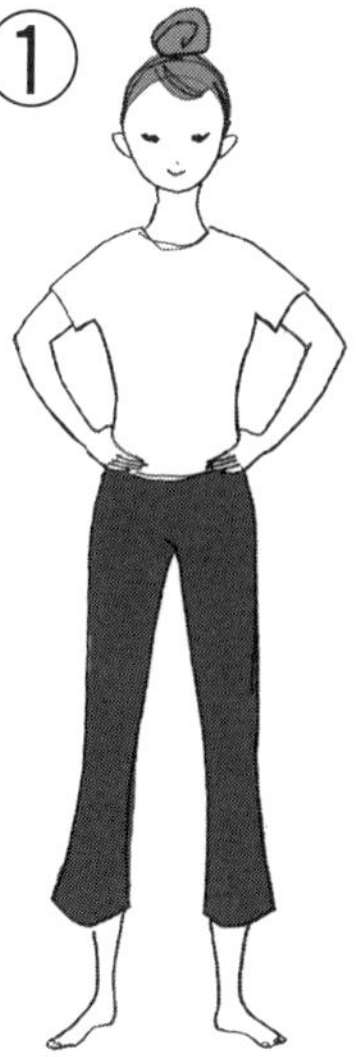

① 足を少し開いて自然にゆったりと立ち、みぞおちに両手を当てる

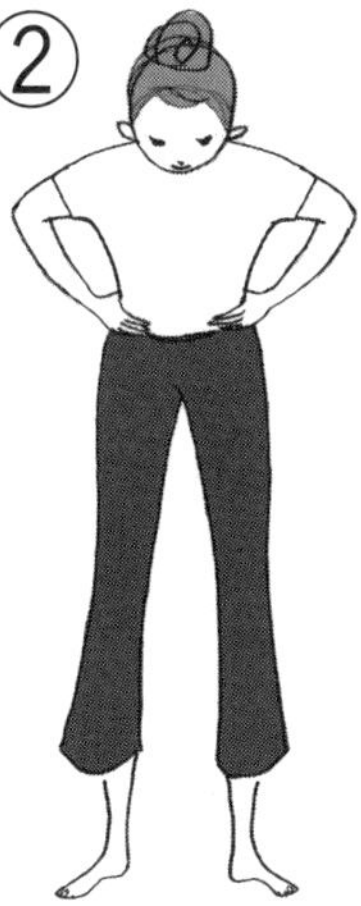

② 上体を前に倒しながら、みぞおちを押し込んで息を吐いていく（鼻で吐く）

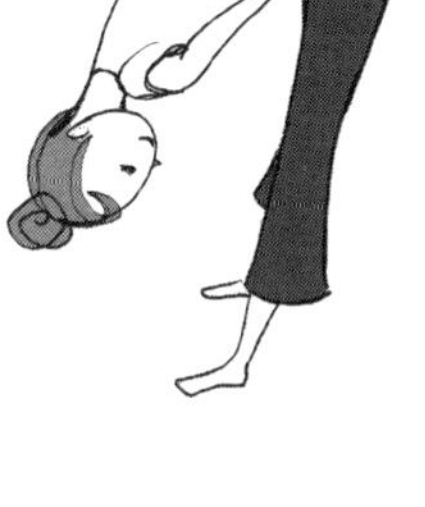

③ 吐ききったと思ったところで、さらにフッと吐く

④ ゆっくりと自然に息を吸いながら（鼻で吸う）、上体を起こす

活力呼吸法の基本姿勢

予備練習に慣れてきたら、いよいよ活力呼吸法を練習します。

まず基本の姿勢について説明します。

呼吸法は、どんな時でも呼吸法をしようと思った時に、その場でその時の姿勢のままでできます。ただ、活力呼吸法をするためには、息を吐く時に下腹筋や腸腰筋に力が入っていなくてはなりません。これらの筋肉は、今まで述べてきたように、姿勢を維持するために使われる筋肉です。そこで姿勢をきちんとととのえると、おのずと下腹筋から腰まわりの筋肉に力が入ります。ですから、呼吸法の練習で大切なのは、まず姿勢をととのえることです。

もっとも活力呼吸法をおこないやすい姿勢は正坐か、椅子に腰かけた状態です。

［姿勢のととのえ方のポイント］

●下腹筋に力を入れる。
●腰を立てる（伸ばす）。
●肩の力を抜く。
●両手はももの上で軽く指を組む。
●頭頂で天を突く気持ちであごを引く。
●舌を軽く上あごにつけ、口を軽く閉じて、鼻でゆったりと呼吸をする。

特に大事なことは、下腹筋に力を入れて、腰を立てることです。これはどんな姿勢でおこなう時にも、共通するポイントです。練習をつんでこの感覚がつかめれば、どんな体勢の時でも、いつでも自由に活力呼吸法ができるようになります。

オペラ歌手は、演技のために考えられるあらゆる姿勢で歌っています。どんなに崩れた姿勢になっていようと、寝転がっていようと、それでいてよく通るすばらしい発声です。

活力呼吸法も、熟練すればどんな姿勢でもできます。そのためにはまず基本の姿勢でしっかり練習してください。

活力呼吸法の基本姿勢

正坐

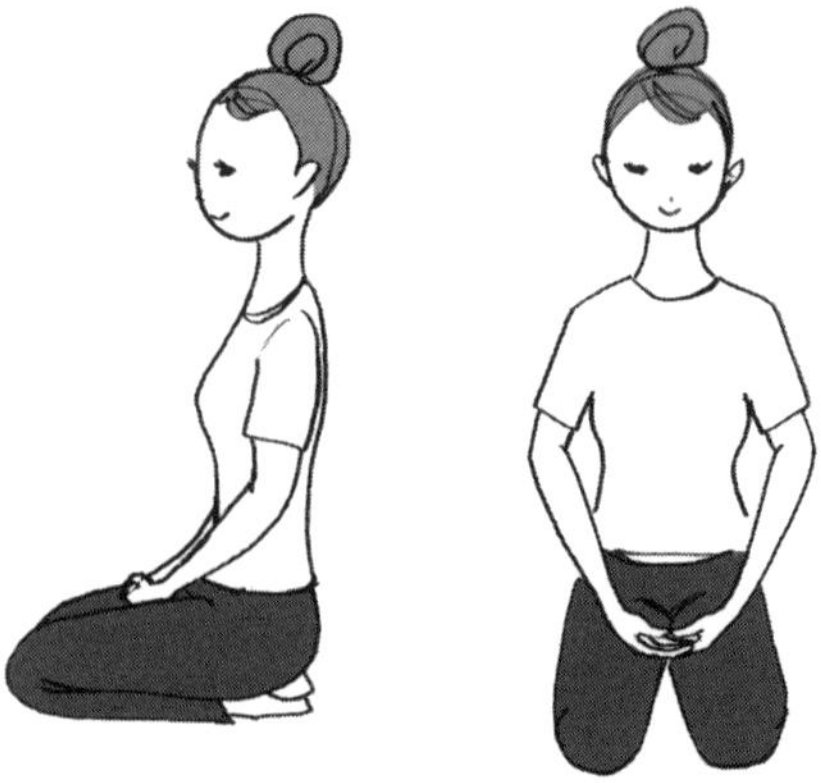

椅子に腰かけておこなう場合

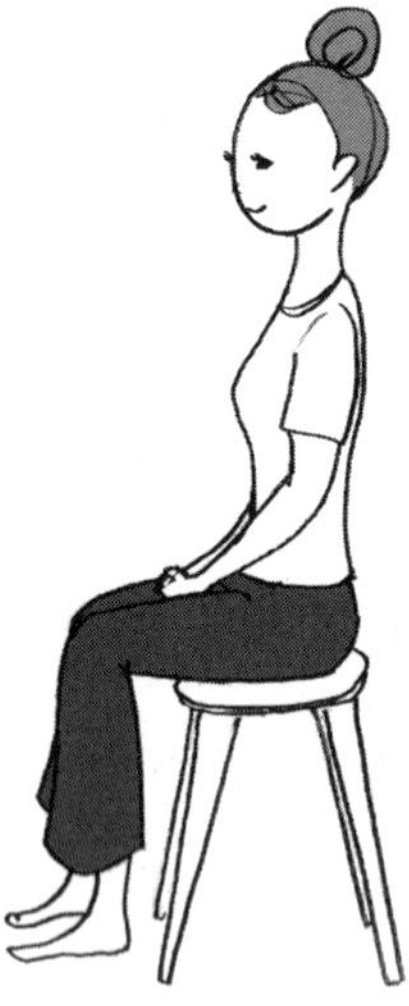

〈ポイント〉

- ●下腹筋に力を入れる
- ●腰を立てる（伸ばす）
- ●肩の力を抜く
- ●両手はももの上で軽く指を組む
- ●頭頂で天を突く気持ちであごを引く
- ●舌を軽く上あごにつけ、口を軽く閉じて、鼻でゆったりと呼吸をするそれでは、活力呼吸法の練習をしましょう。

練習方法は二つあります。一つは「二段式呼吸法」、もう一つは「ゆったり呼吸法」です。

この二種類の練習を続けていると、活力呼吸法が自由自在にできるようになります。

二段式呼吸法

二段式呼吸法は、息を吐ききったところから、さらに肛門を締めながらおなかをしぼって勢いよく吐く呼吸法です。

この呼吸法をすると、下腹筋が鍛えられるとともに横隔膜が鍛えられます。長野県看護大学の学生さんたちにこの呼吸法を指導した時、吐ききってからさらに吐くので、彼女たちが「二段式呼吸法」と名づけてくれました。以来、この名称を採用しています。

[やり方]

① 姿勢をととのえる。（坐位、立位どちらでもよいですが、きちんと腰を立てておこないます）
② 息を吐く――下腹筋に力を入れて吐きつづけながら、肛門を締めていく。
③ 吐ききったと思ったところで、さらにフッと吐く。（苦しくなるような息の止め方をしない

ようにしましょう）

④自然に息を吸う――肛門と下腹筋の力を抜くと、自然に吸気が始まって下腹がふくらんでいく。風船が少しずつふくらんでいくようなイメージで吸う。

二段式呼吸法は、自分の生活の中で一番やりやすい時間帯と場所を決めて、毎日練習するとよいでしょう。

この呼吸法はかなり強く腹筋をしぼるので、あとでおなかが痛くなることがあります。それは、腹筋が筋肉痛を起こしたからです。

はじめのうちは一度に三回程度にしておき、慣れてくるにつれて少しずつ回数を増やします。一度に一〇～一五分くらい続けるのが適当です。

また、慣れないうちはすぐに飽きてしまうかもしれません。飽きたら、その日はそこで終わりにしましょう。それが長続きする秘訣です。

二段式呼吸法のポイント

二段式呼吸法のポイントは、息を吐ききる時に下腹筋にぐっと力を入れるところにあります。

恥骨のところの錐体筋から鼠蹊部にかけての三日月状の部位（84頁）に力が入るのがわかるようになると、活力呼吸法の効果はいっそう確かなものになるはずです。

たとえば、力こぶをつくった時のことを考えてみましょう。腕を折り曲げてぎゅっと力を入れると力こぶができます。その時には筋肉に力が入っていることが自分でわかると思います。

これと同じように、三日月状の部位に力が入っていることが、自分でわかるようになることを目指して練習していただきたいのです。すぐには難しいかもしれませんが、練習しはじめて三か月ぐらいすると、これがわかるようになると思います。

この練習をすると横隔膜も鍛えられると書きましたが、このことはおなかを押して確かめられます。ぶよぶよだったものが、張りがあって力強く弾力を感じるようになります。横隔膜が内臓を強く押し下げているので、おなかに強い弾力を感じられるのです。

横隔膜が鍛えられるわけは、思いきり息を吐ききることで、横隔膜がドーム状にぴんと引き伸ばされるからです。筋肉は強く引き伸ばされると強く収縮します。これをくり返すことで、横隔膜は強化されるのです。

この力の感覚は意志がみなぎる感覚に通じます。そのことを実感していただきたいと思います。

なお、この練習の中で、息を吐きつづけながら「肛門を締めていく」という感覚がよくわからないかもしれません。わからなくても、あまり気にしないで練習していると、ある時突然、「こういうことか」と実感できます。この感覚は、すぐにまたわからなくなるかもしれませんが、続けていれば、だんだんとあたりまえにできるようになります。

また、はじめのうち、吐ききってから吸いはじめる時に、しばしば呼吸のリズムが乱れたり、気持ちが悪くなることがあります。しかし、肛門周辺の筋肉と錐体筋の力をなめらかに抜けるようになると、そういうことは起こりません。

ゆったり呼吸法

次に、「ゆったり呼吸法」の練習です。

ゆったり呼吸法の練習は、いつでもどこでもできます。人前でも気づかれないでできます。歩きながらでも、乗り物の中でも、車を運転しながらでもできます。先の看護大学の学生さんたちは、ゆったり呼吸法を「呼吸法の運転バージョン」と呼んでいました。「呼吸法を覚えるのにわざわざ特別な時間を使うことはないので、運転中に練習してください」と私が言ったからです。

ゆったり呼吸法は、下腹に力を入れて吐くことには変わりありませんが、二段式呼吸法と違って、強く吐ききろうとしないのがポイントです。

[やり方]

① 姿勢をととのえる。
② ゆっくりと穏やかに下腹に力を入れて吐いていく（強く吐ききろうとしない）。
③ 自然に呼気が止まり、数秒して自然に息が入ってくるのにまかせる。
④ 吸いきって自然に吸気が止まり、数秒して自然に吐きはじめるのにまかせる。

吐きはじめには必ず穏やかに下腹に力を入れるのがポイントです。このことを忘れないようにしてください。

これも、いやになったらそこで今日は終わりにするというように、気楽に続けていると、いつの間にか二〇分でも三〇分でも平気で続けられるようになります。

二段式呼吸法とゆったり呼吸法の二つを練習していくにつれて、ゆったり呼吸法の時に自然に息を深く吐ききれるようになります。そうなってくれれば、活力呼吸法が身についたといっていいでしょう。

息を吐くコツ

思いきり吸う

「うまく吐けません」「途中までしか吐けません」とよく言われます。そのことに気がついたこと自体、一歩前進です。そこからさらに練習して腹筋のコントロールができるようになると、ゆっくりと吐けるようになります。

吐くための練習にはコツがあります。いったん思いきり吸うことです。そうすれば、もう吐かざるをえなくなるので、その吐く勢いに乗じて吐くのです。慣れないうちは、ゆっくり吐こうとするより、勢いよく吐くほうが吐きやすいかと思います。

自分のリズムでおこなう

ゆっくりと吐いているうちに途中で苦しくなってしまうことがあります。

呼吸のリズムは個人差がありますから、無理をしないで、自分で吐ききれる長さでやってみてください。だんだんゆっくり長く吐きつづけることができるようになっていきます。

吐く時には吐くことだけを考える

吐きながら次の吸うことを考えてしまい、吸う時に次の吐くことを考えてしまうことがあります。

若いころに私はどうしても「今の一呼吸」をしっかりと意識できませんでした。このことはすべてに通じていて、若さゆえの焦りだったのだなと今では思います。

吸う時は吸うことになりきり、吐く時は吐くことになりきる――。

これが案外難しいのです。これは「心の問題なんだな」と気がついたなら、しめたものです。自覚があれば、だんだん吐くこと、吸うことに集中できるようになります。焦る気持ちをしずめるのにも、呼吸法が役立つかと思います。

鼻で吐いて鼻で吸う

呼吸法の時、口から吐くほうが吐きやすい方が多いかと思います。実際、口で吐くように指導する呼吸法もありますが、私は必ず鼻呼吸を勧めています。なぜなら、口呼吸では呼吸中の意識が下腹に向かわず、口に向いてしまうからです。それでは下腹筋が使えるようになれません。

特に活力呼吸法は下腹筋のコントロールができることがポイントです。下腹筋が使えるようになると、ゆっくりと吐けるようになります。そのために、鼻から吐いて鼻から吸えるようにしてほしいのです。もちろん、鼻が詰まっていて鼻呼吸が難しい時は、その限りではありません。

ヨーガを役立てる

下腹筋をコントロールして吐けるようになるには、ヨーガがたいへん役に立ちます。たとえば、体を前に倒しながら吐いて、もとに戻りながら吸うという動作をくり返しているうちに、下腹筋を使って吐けるようになります。

呼吸法は、いざという時にあわててやろうとしてもできません。なんといっても、ふだんから練習していることが大切です。ぜひ、次の章で説明するヨーガと組み合わせて練習してください。

ついでながら、息が吐きにくくなる原因の一つに便秘があります。便秘をしていると、うまくおなかをしぼれないのですが、ヨーガを続けていると便秘にも効果があります。

第3章 ヨーガの基本

1　クラシック・ヨーガのすすめ

クラシック・ヨーガについて

動作と呼吸法のマッチング

私たちは通常、目的や目標に向かって行動します。大きな目的であれ、ごくささいな目的であれ、そこで意志を働かさなければなりません。意志は吐く呼吸と深い関係があり、そこに呼吸法の役割があることはすでに書いてきたとおりです。呼吸法は東洋的なエクササイズの要《かなめ》です。呼吸法をすれば無心になるし、冷静な判断もできるようになるからです。でも、それだけではありません。

体を動かす時、動きに応じた呼吸ができていれば、スムーズな動きをつくれます。体が自分が考えているように動いてくれます。思ったように体が動けば、それだけでもイライラは減ります。呼吸と動作が一体なら、余計な神経を使わないので集中力が増すのです。

また、呼吸と動作が結びついた合理的な動作ができれば、物腰は自然で美しく見えるという効果もあります。それは、あらゆる運動に役立てられます。

気功、坐禅、太極拳、武道などのようなエクササイズやボディーワークでも呼吸法が重要な理由は、ここにあります。呼吸法を軸にしていると習得も早いし、自然で楽な動作を早くものにできるからです。すでにお気づきのことと思いますが、能や茶、花、書などの芸道でも同じです。茶を習っている人に呼吸法とヨーガを教えたことがあります。所作がぎこちなかったり、茶器を持つ手が震えてしまったりということがなくなり、自然でなめらかなお茶ができるようになったと言っていました。

私はたまたま、ヨーガを最初に教わり、ずっと続けています。そこでここでは、ヨーガを東洋的エクササイズの一つの例として、呼吸法を軸としたヨーガの特徴や効果、方法などの話を続けていきます。

ヨーガの良いところは、動作と呼吸法をマッチングさせるのに都合が良いことです。

無意識におこなう腹式呼吸や胸式呼吸も、意識的な呼吸法も、呼吸運動に使われる筋肉は体幹（胴）の筋肉と体幹につながる筋肉です。そして、ほかのエクササイズとくらべてヨーガの特徴は、体幹を前屈、後屈、ねじり、横屈などあらゆる方向に大きく曲げるところにあります。これを呼吸法とともにおこなうことで、ヨーガを続けていると体幹の動きと呼吸の動きを自然に一致させられるようになるのです。このことは同時に、呼吸に使われる下腹筋、横隔膜、胸郭の筋肉群がすべて柔軟に強化されて、より自由自在に使えるようになることを意味しています。

私のヨーガの考え方

ヨーガにはさまざまなポーズがありますが、これをアーサナと呼びます。

私のヨーガでは、すべてのアーサナを、しっかりと下腹筋を使って活力呼吸法とともにおこないます。

ヨーガでは呼吸法のことをプラーナーヤーマといい、大切にされています。ヨーガで使う呼吸法は、必ずしも、活力呼吸法のように下腹をしぼって吐く呼吸法ばかりではありません。けれどもヨーガを通して呼吸法を研鑽してきた経験から、私はヨーガの呼吸法の原点は下腹をしぼることにあると考えます。そこで、一つ一つのアーサナで活力呼吸法をおこなうことを強調しています。

また、私が指導しているヨーガは大変シンプルなものです。ヨーガには伝統的なものから、近代になってさまざまにアレンジされたものなどたくさんの種類があります。ヨーガというとアクロバット的なポーズをイメージする方もいらっしゃるかもしれません。でも、もともと『ヨーガスートラ』などのヨーガの古典には、そのようなきわめて難しいアーサナは出てきません。

アーサナは古典的なシンプルなもので充分効果を発揮します。私のヨーガはそのような古典に基づいているので、「クラシック・ヨーガ」と呼んでいます。

ヨーガは気持ちいい

クラシック・ヨーガを活力呼吸法とともにおこなうと、まずネガティブな気分が減って快適度が増えます。つまり、気分がマイナスからプラスに転換します。このことは、筑波大学の征《そ》矢《や》英昭《ひであき》先生と坂入洋祐《さかいりようすけ》先生の開発された「二次元気分尺度」を使ってくり返し調べ、かなり高い確率で効果があることを確認しています。[15]

第1章でNさんが語っていたように、ヨーガを終えた時に思わず「ああ、すっきりした」「気持ちがよくなった」という声が出る人は多いのです。

それは、どのように気持ちがいいのでしょうか。気持ちのよさにもいろいろありますので、整理してみました。

体が伸びた気持ちよさ

ヨーガが終わっての気持ちよさには、体が伸びた、柔らかくなったという気持ちよさがあります。

体がどことなく硬くなっていると「どうも体調が悪い」と感じます。そんな時、ていねいにヨーガをすると、とても気持ちがいいし、体が喜んでいると実感されます。それは、私だけかと思っていましたが、ヨーガをやっている方の話を聞くと、やはりそういう経験をされているようです。二年ほど前から私のクラスでヨーガを続けているある会社の社長さんは、こんなふうに言っていました。

「正月は体の調子がすこぶる悪かったんだよ。暮れは忙しくてヨーガなんかやっていられな

15　巻末付録「二次元気分尺度」参照。

かったからね。これではいけないと思って、一時間半ぐらいヨーガをした。テレビを見ながらだったけど、体が柔らかくなって気持ちがよくなったし、疲れも取れた」と。

ヨーガで「体が伸びた」という時の特徴は、体幹が伸びることにあります。特にこのことによって肩や首のこりが取れるので、気持ちよくなるのです。

ほかの体操とヨーガの違いはここにあります。いろいろな体操を見るとわかりますが、多くの体操は腕と足の動きが主となっています。しかしヨーガでは、体幹を大きく前後左右に曲げ、ねじるポーズがたくさんあります。

体幹を大きく曲げるとどういうことが起きるでしょうか。

二つあります。

一つは、内臓の血液循環が良くなります。そうすると、内臓の老廃物が取り除かれ、内臓から元気になる、ということが考えられます。

もう一つは、腹筋背筋の緊張が解けて血液循環が良くなります。そのために、肩こりや腰痛の原因が取り除かれます。

背筋と腹筋は起きている間、何をしていても緊張しつづけ疲労しています。デスクワークでも、家事労働でも、また接客などの対人関係の仕事でも、農作業や工事現場などでの肉体労働でも、長時間にわたって前かがみでいることが多いものです。前かがみの姿勢では、体が前に倒れないように、常に背筋を緊張させています。それが背中のこりです。

皆さんは背中がこってくると、どうしますか？

背伸びをしながら、背中を後ろへそらしますね。すると、縮んでいた腕や胸、おなかが伸びるので気持ちがよくなります。この時、背中の筋肉はぎゅっと縮みます。

この動作のあとどうなるでしょうか？　おわかりいただけると思いますが、もとの姿勢に戻ると気持ちよさは、すぐに消えてしまいます。背筋が伸びていないからです。背筋が縮んでいることが肩こりや腰痛の原因なのです。

このような時、ヨーガでは「伸びのポーズ（145頁）」のように背中を伸ばすアーサナをします。それで、背筋が伸びます。背筋が伸びると、それまで背筋に引っぱられていた腰、肩、首の筋肉がゆるんで血液循環が良くなり、「ああ、気持ちよくなった」となるのです。

疲れが取れる

ヨーガをすると疲れが取れてさっぱりします。

ヨーガを習いはじめたばかりのころは、終わったあと軽い疲労を感じる場合がありますが、そういう時でもちょっと休養するだけで元気になります。

ヨーガでは、一つ一つのアーサナが終わるごとに、あおむけになって全身の力を抜くほか、プログラム全体の中でもゆったりとサバアーサナ（屍のポーズ）をして休みます（146頁参照）。私のプログラムでは、一時間半の間に二回、時間をかけてサバアーサナをします。

これで、すっきり疲れが取れるのです。

息を吐く気持ちよさ

誰でも、ゆっくりと息を吐いている時は気持ちがよいものです。

その気持ちよさは、落ち着くことの気持ちよさです。外のあれこれに気が散っていた心が内に向かって集約する気持ちよさ、といえましょう。

これは、たった一呼吸で感じられます。ただし、現代人にはゆっくりと息を吐く習慣のない人が多いようで、その練習がいくぶん必要かもしれません。

力がみなぎる気持ちよさ

ヨーガでは、下腹、腰、足に力が入った気持ちよさがあります。これは特に東洋的エクササイズに共通する気持ちよさかもしれません。

気功など東洋的エクササイズでは、姿勢をととのえることを重要視します。姿勢をととのえるには腰と腹に力を入れなければなりません。

腰、腹に力が入ると、それだけでしゃんとした気持ちになります。また、立っている時に姿勢がととのうと、足の裏から全身に力がみなぎる感覚が起こります。ここに活力呼吸法を中心にすえたクラシック・ヨーガのポイントがあります。

快便

ヨーガを続けていると、便通が良くなります。

息を吐く時に下腹をしぼり、吸う時に下腹をゆるめ、同時にアーサナで内臓も縮められたりゆるめられたりして、大腸が刺激されるからです。

ゆっくり動かす気持ちよさ

ヨーガは、ご存じのように意識してゆっくりと動きます。東洋的エクササイズは共通して体をゆっくり動かしますが、一番ゆっくりなのはヨーガです。

ヨーガではアーサナごとに、筋肉の伸展と緊張収縮をゆっくりくり返しますが、その時には自分の筋肉に意識が向きます。意識してゆっくり動かすと、自然に注意が身体に向くので、散漫になっていた心が集約されて落ち着きます。だから、ゆっくり体を動かすと気持ちよいのだと思います。

ふだん私たちは、テレビやインターネットなどからめまぐるしく情報や知識が入って、それに振り回されがちになっています。そんな時、体をゆっくり動かすことで、自分を取り戻すことができるのです。その安心感、何ともいえない気持ちよさが、東洋的エクササイズの効果だといえます。

ヨーガは気楽にできる

いつでも自分のペースで元気が出る

クラシック・ヨーガは、体調や気分に応じて、いつでもできる範囲でするとよいと、私は考えています。

もちろん、続けていくには生活のリズムの中で毎日できる時間帯を決めておくとよいのですが、気が乗らない日もあると思います。気が乗らない時に「やらなければいけない」と強く思ってやろうとすると、かえってそれが苦痛になっていつの間にかやらなくなってしまうことは、皆さんも経験しているのではないかと思います。

気が乗らない時は「ちょっと、動かしてみよう。呼吸を合わせてみよう」というところから始めてみましょう。

気分がすぐれなかったり、体調が悪い時でも、ヨーガで体が柔らかくなると、体調も良くなるし意欲が出てきます。

私の教室では、たとえば風邪を引いた時でも、熱がなければヨーガをしたほうがいいと皆さんに言っています。

ヨーガを長年続けてきたOさんが、ある時風邪を引いて寝込んでしまいました。一週間ほどで起きられましたが、何もやる気が起きないので、一か月以上家の中でだらだらと過ごしていました。何とかしなくてはと思って、まずちょっと体を動かしてみたそうです。

Oさんはまず脱力体操（134頁）を少し始めました。ちょっと動けると気持ちがいいので、もう少し動いて、というふうに自分の調子を確かめながらやっているうち、その後あっという間に元気になったそうです。

落ち込んでいる時にも、体を動かすと元気が出てきます。動かすといっても、いきなり立ち上がったり、ダンスやジョギングのような速い動作をする気には到底ならないでしょう。ゆっくりと静かに動かすことから始めます。

まずは五分ぐらいから始める

先ほど「体が伸びた気持ちよさ」のところでお話をご紹介した社長さんは、社員の健康管理に熱心に取り組んでおられます。まず運動を通してだんだんに自分の体に関心を持つようにして、それから食事を改善していくのがよいのではないか、というのが彼の持論です。彼には玄米菜食を実行して自分の病気を治した経験があるのですが、こんなことを言ってくれました。

「健康のために食生活を改善するのは、自分だけならいいけれど、家族がいると難しいんだよ。嫁さんも子どもたちも、白米を食べたいし肉が欲しい。玄米菜食は、食べてすぐに『ああ気持ちがいい』というふうにはならない。食事を変えて、体の調子が変わったなと感じるには少なくとも二、三日はかかるから、説得力に欠けるんだ。それにくらべると運動はいい。誰でもすぐに気持ちよくなる。自分でも続くし、人に勧めやすい」

彼に頼まれて、朝礼の時におこなう五分間のヨーガ体操のプログラムをつくりました。このプログラムはほかでも教えていますが、職場や戸外で気軽にできるので、たいへん好評です（201頁「職場でもこんなポーズならできます」参照）。

皆さんが自宅などでクラシック・ヨーガをおこなう際にも、最初から長時間したり、たくさんのポーズを練習したりしないで、まず五分間ぐらいから始めることをお勧めします。それが長く続けるコツです。

女性とヨーガ

妊娠・出産を楽に乗り越えた二葉《ふたば》さん

最近、妊娠中から産後にかけてヨーガをする人が増えているようです。私の教室でもマタニティー&子育てヨーガが盛んです。

長年ヨーガを続けている元プロテニス選手の二葉さんが、ご自分の妊娠中から出産、産後のヨーガを実践した体験について、折に触れてメールやお手紙で知らせてくださったのでご紹介します。
「妊娠中も運動が大切なので、安定期にはウォーキングをしたりテニスやゴルフをしましたが、途中で具合が悪くなったり、おなかが張ってきたりした時に、すぐにやめて休むわけにはいきません。でも、呼吸法やヨーガはすぐその場で横になって休めます。

逆に、体がだるくて動くのがいやな時でも、横になったまま少しずつ動かしはじめれば、体を動かせるようになります。

妊娠中はふだん以上に情緒不安定になりがちですが、ちょっとしたことで頭に来たり、やたらと涙が出たりという時も、自分をコントロールできるようになりました」

彼女は、初めての妊娠というストレスを予想以上に楽に乗り越えられたのでした。

出産直後のメールには、「(担当の先生から)『元気な子で安心です！　初産なのにすごく上手なお産でした』と褒められました。ヨーガをしていたおかげです。お産がこんなにも呼吸法を必要としていたとは驚きです」とあり、その後、赤ちゃんを見せてもらいに訪ねた時には「出産の呼吸法が大切なことがわかりました。陣痛にあわせて呼吸法をしていると赤ちゃんが産道を下りてくるのがよくわかりました」と話をしてくれました。

お産のあと、彼女はしばらく私の教室を休んでいましたが、自宅ではずっとヨーガを続けていたのです。こんなお便りが届きました。

「……ヨーガは肉体的精神的に期待以上の効果を心身にもたらしています。出産後の回復も、お産が楽だったこともあって、とても早かったように思います。またすぐに次の子が欲しいので、子どもが寝静まってからヨーガの時間をとり、身体のリセットに努めています。その日の疲れはその日のうちに取りたいので、寝る前のヨーガは今の私には最適です。自分で整体できるようになったので、それまでよくかかっていたマッサージに一度も行かなくなりました」

その後、彼女は二人目を出産し、ヨーガを続けています。

女性のうつやパニックに最適

女性の場合、思春期、妊娠出産、育児、更年期、閉経後などさまざまな局面で、うつやパニック障害、閉じこもりなどの症状が現れることがあります。その原因には本書では言及しませんが、ホルモンの変化と社会的文化的性差などが大きな要素となっているものと思われます。

パニック障害で大変な思いをした女性から相談を受けたことがあります。

飛行機に乗って離陸直前に極度の恐怖に襲われたというのです。「降ろしてください！」と大騒ぎして、結局降ろしてもらったのですが、その後、呼吸法とヨーガを積極的に続けているうちに、次第に恐怖感に襲われることが少なくなり、飛行機にも乗れるようになりました。彼女は今では自分でヨーガ教室を開いています。

彼女のように、ヨーガと呼吸法で激しい情動の変化が穏やかになったり、更年期障害での不定愁訴が消えた方の話はよく聞いています。

閉じこもりになった場合でも、何か部屋の中でもできることを見つけて、それを少しずつでも始めることができればだいぶ状況が変わってきます。そのような時には、自分の中から自然と何かしらの意欲が湧いてくることが大事で、そのためにも呼吸法やヨーガはとても役に立つと私は考えています。

2 ヨーガのコツを身につけよう

ヨーガの基本

体位・呼吸・心をととのえる

日常生活の中で重いものを持ち上げる時も、スポーツや武道でアクションを起こす時も、動作を始める時にはまず正しく姿勢をととのえることが大切です。それによって、動作は自由自在でなめらかになり、効率よく目的を達せられます。

ヨーガでも、一つ一つのアーサナを始める時には、そのつど体位・呼吸・心をととのえます。始める時の体位には、正坐、サバアーサナ（屍のポーズ）、長坐（両足を前に出して坐る）、立位などがあります。

正坐・長坐　肩の力を抜き腰をしっかり立てます。手は自然にももの上に置くのが基本です。
サバアーサナ　あおむけに寝て、全身の力を抜きます。
立位　肩の力を抜いて、自然に立ちます。
体位をととのえながら、活力呼吸法で呼吸をととのえますが、この時はゆったり呼吸法（105頁）をだいたい三回から五回ぐらいのめやすでおこないます。くり返しますが、この時もっとも大切なことは、下腹と腰にしっかりと力が入っていることです。
そして同時に、心を静めてととのえます（心をととのえるコツについては149頁参照）。

ゆっくり動く

体位・呼吸・心がととのってから、ゆっくり静かに動きはじめます。くれぐれも急いで動作に入らないでください。

もとに戻る動作の時にも、体位をととのえて静止してからゆっくり戻ります。

アーサナとアーサナの間では、サバアーサナでくつろぎます。これがとても大事です。時間があまりない時など、ついせかせかと続けて動いてしまいがちですが、一度にたくさんの種類のアーサナをする必要はありません。一つでも二つでもかまいませんから、ゆっくりと時間をかけてやりましょう。

動作に合わせた呼吸を身につける

アーサナをおこなう時に大切なのは、動きに応じた呼吸法です。

呼気と吸気のポイントは、前屈するなどの肺を縮める動作は息を吐きながらおこない、上体をそらせるなど肺を広げる動作は息を吸いながらおこないます。

アーサナ全体を通じて、おおむねゆったり呼吸法でおこないますが、動作によってはさらに下腹をしぼって深く強く息を吐ききります。この時、二段式呼吸法（101頁）の要領でおこなうと、容易に息を吐ききることができます。

一つのアーサナの中で体位をととのえて静止している時には、苦しくならない程度に息を止めているか、もしくはゆったり呼吸法をします。

ただ、はじめから体位と呼吸法とを合わせることは難しいので、まず体位の形を覚えましょう。その際に、全部の形を一度に覚えようとしないで、形を一つ覚えるたびに動作と呼吸を合わせる感覚をつかみます。

自分の身体を感じとる

形を覚えたら、アーサナごとに、体のどこがどのように引っぱられているか、どこが痛いか、どこが気持ちよいか、どこの力が抜けているかを感じとる練習をします。このことによって体位がととのい、また身のこなしが自由で自然になっていく効果も生まれ、身体感覚が鋭くなります。

この時に大事なことは、力を入れなくてはならないところには力を入れ、力を入れなくてよいところの力を抜くことです。ところが、この力を抜くということが、意外に難しいのです。

力を抜く練習

なぜ力が抜けないのか

力を抜くことが難しいのは、私たちはおうおうにして緊張しつづけているからです。肩、腕、首など、気がつくといつでも緊張しているのではないでしょうか。

オフィス、営業の現場といった仕事の場だけでなく、家庭にあっても親子、兄弟、夫婦間など、どんな人間関係でも緊張を強いられることはあります。自分の意志を伝える時、相手に心の裏を読まれまいとして表情や態度をつくる時など、何かにつけて緊張が生じます。意志の表現として、肩を怒らせる、こぶしを握り締める、もみ手をするなどの姿勢や動作をしている時は、いずれも緊張状態にあります。親しい間柄で緊張などしないはずの環境でも、より良い関係でいられるように自分をつくるのが人間の性《さが》かもしれません。

緊張しつづけていることが、あまりにもあたりまえになっているので、いざ力を抜こうと思ってもなかなか抜けなくなっているのが、私たちの現状なのだと思います。

ヨーガの教室で、時々私は「坐った姿勢から体の力を抜いてみてください」と言います。しかし、皆さんは肩の力ぐらいしか抜きません。

本当に力を抜けば、その場にくずおれるように倒れるはずなのです。そこで私は、本当に力を抜いてみせます。それでも、私と同じようにする人はほとんどいません。

理由は、三つありそうです。

一つは、かっこう悪いからです。

それから、力を抜くことが怖いということがあります。

さらにもう一つ、力を抜きにくくしている理由があります。

私たちが何かの目的で意志を働かせる時には、必ず行動が伴います。行動するには筋肉に力を入れて収縮させなくてはなりません。つまり、意志を働かせる時には必ずどこかの筋肉に力を入れます。逆に力を抜くことは筋肉を使わないことになるわけで、意志を働かせないことになります。

ですから意志を働かせて力を抜こうとするのは、ある意味で逆説的な要求です。

では、どうしたら力を抜けるでしょうか。

それがヨーガのテクニックです。コツはいくつかあります。

力を入れてから抜く練習——脱力体操

体のどこか、いったん思いきり筋肉を縮めてから力を抜いてみてください。

たとえば、ぎゅっと肩に力を入れて、ストンと力を抜いてみると、どうでしょうか。すぐに肩の力がゆるんだ感じをつかめるはずです。体のどこかにぎゅっと力を入れてから、ふっと抜く——この運動をくり返していると、筋肉の緊張をゆるめるコツがわかるようになってきます。

このような方法を使って徹底的に力を抜く練習を、私の教室では「脱力体操」として準備体操がわりにおこなっています。この脱力体操をしっかりやっておくと、ヨーガをする時に体がよく伸び、活力呼吸法が楽になめらかにできるようになります（これはヨーガではありません。あまり呼吸法のことは考えなくて結構です）。準備体操としてやっている理由は、これをしてからヨーガをすると体がよく伸びるからです。

特に肩から上の緊張を解きほぐすことを目的に組み立てた体操で、首、肩、背中、手首、腕と、順におこなっていきます。四十肩、五十肩の予防にもなります。四十肩、五十肩になったとしても早く治ります。

首を倒したり回したりする時は、無理に動かさないで、頭の重みにまかせるようにします。腕の体操は、疲れてきたら休みながらやることが大切です。

慣れないうちはどうしても力が抜けないので、疲れてきます。準備体操だけで疲れてしまった、という人が時々いますが、力が抜けるようになると、いくら続けても疲れなくなります。最初のうちは無理をせず、疲れたなと思ったらちょっと休んだり、少ない回数から始めてかまいません。

脱力体操

［1］基本の正坐の姿勢

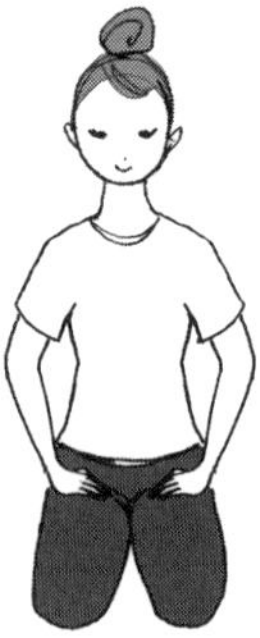

肩の力を抜いて、手は自然にももの上に軽く乗せる

［2］首の脱力（首の力を抜いて、頭の重さで倒れる範囲でおこなう）

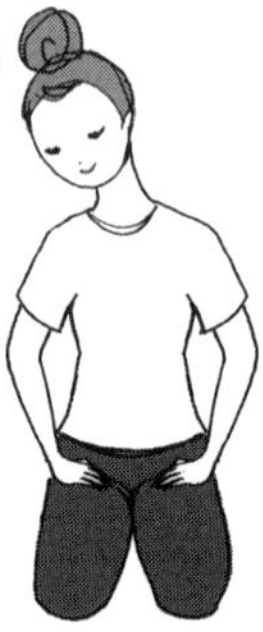

① 首の力を抜いて、頭を左右に倒す（左右交互に40回）

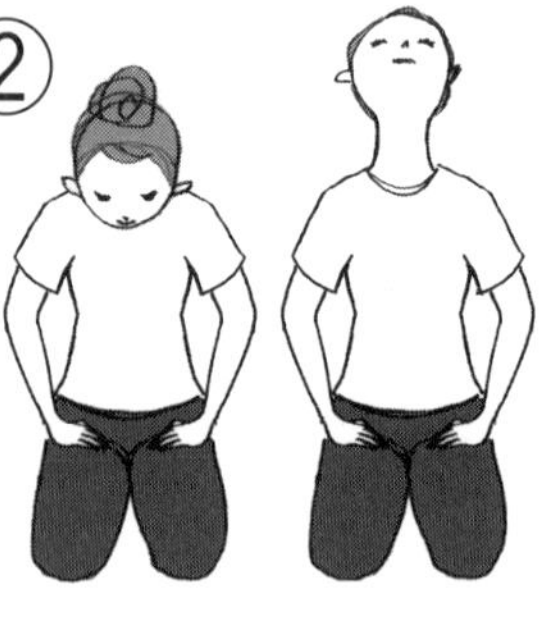

② 首の力を抜いて、頭を前後に倒す（前後交互に40回）

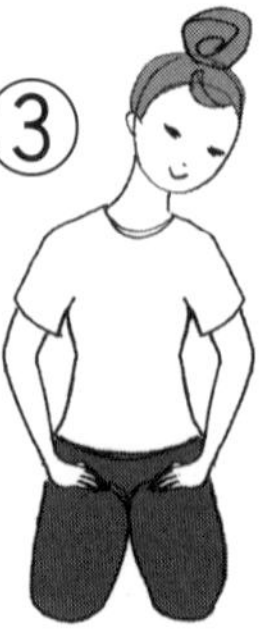

③ 首の力を抜いて、頭を回す（左回し10回、右回し10回を4回くり返す）

[3] 肩の脱力

① 親指を中に入れてギュッと握りこぶしをつくりながら、肩を上げる

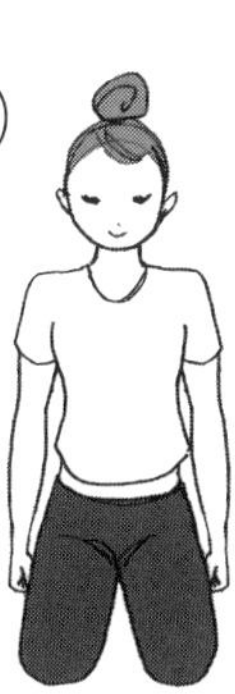

② 肩から下、指先まで力を抜いてだらっとする(40回)

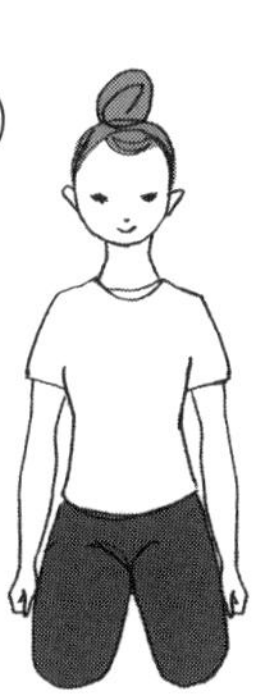

[4] 背骨ぐにゃぐにゃ

① 肩、腕、腰の力を抜いておく(肩の脱力をした状態からスタート)

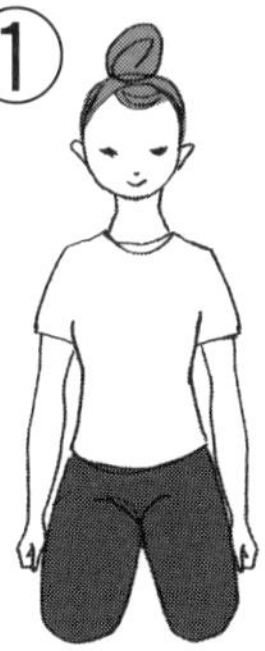

② 腰をぐっと立て、背骨をそらして上を向く

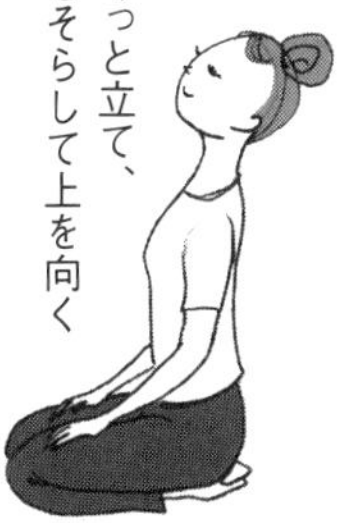

③ 背中の力、腰の力を一気に抜く(40回)

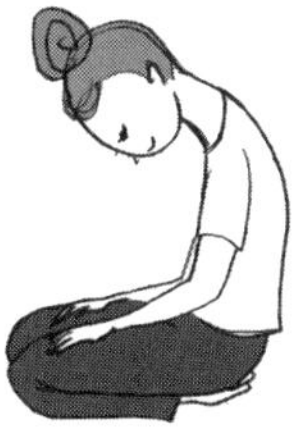

[5] 手首ぶらぶら

① 首から肩をゆったりとくつろがせて、ひじを折り、手首から先の力を抜く

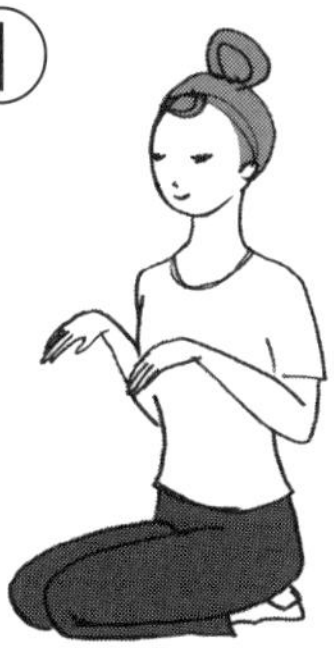

② 手首から先をぶらぶらと振る(約30秒)

［6］腕の脱力

〈指関節の伸展〉

①

肩の高さで指を組み合わせる

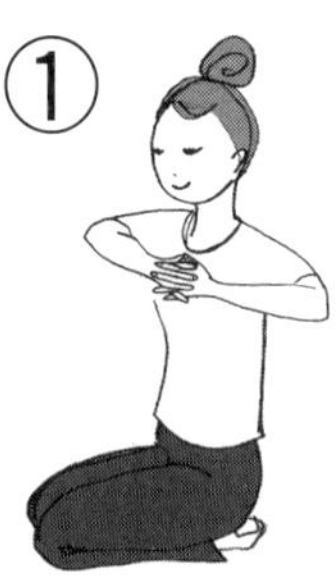

②

やや強めのゆったり呼吸法で息を吐きながら、親指側を下へ回すように手首を回転させながら、腕を伸ばす。腕を伸ばしきった時に、肩から指先までを緊張させる

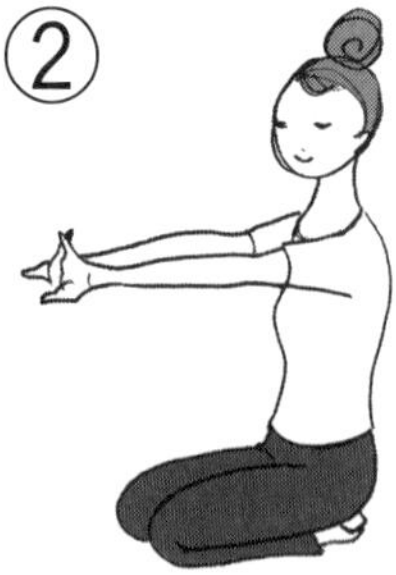

③

緊張をゆるめ、自然に息を吸いながら、ゆったりと腕をもとに戻す

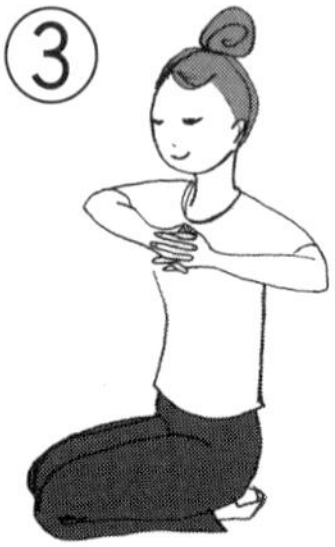

④

やや強めのゆったり呼吸法で息を吐いていき、親指側を上から回すように手首を回転させながら、腕を伸ばし、肩から指先までを緊張させる

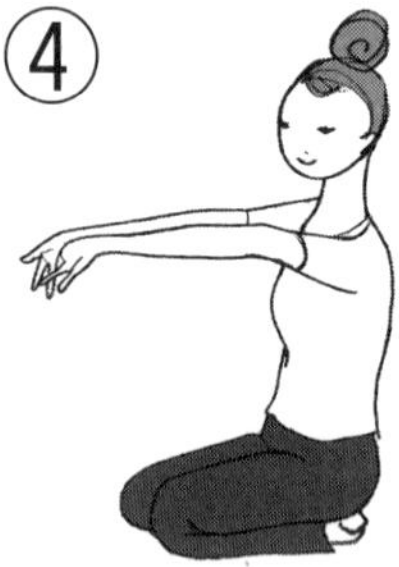

⑤

緊張をゆるめ、自然に息を吸いながら、ゆったりと腕をもとに戻す

上からの回転と下からの回転を交互に4回繰り返す

〈腕を前後に振る〉

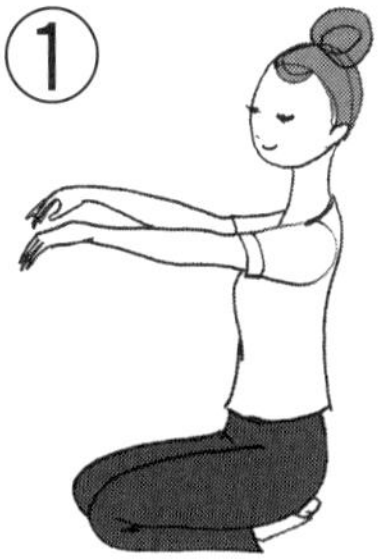

① 手首から先の力を抜いて、腕を前に出す

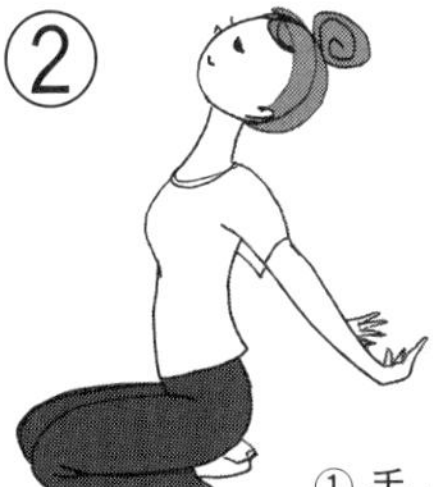

② 腕をブランコのように前後に振る。腕が後ろに行った時には上を見る。腕が後ろから戻る時には腕の力を抜く

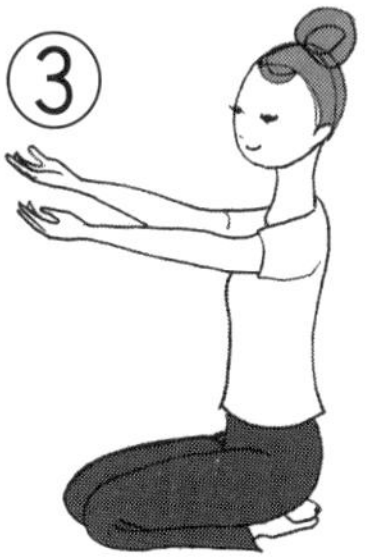

③ 手のひらを上に向けて、①〜②と同様に振る（40回）

〈腕を前で交差する〉

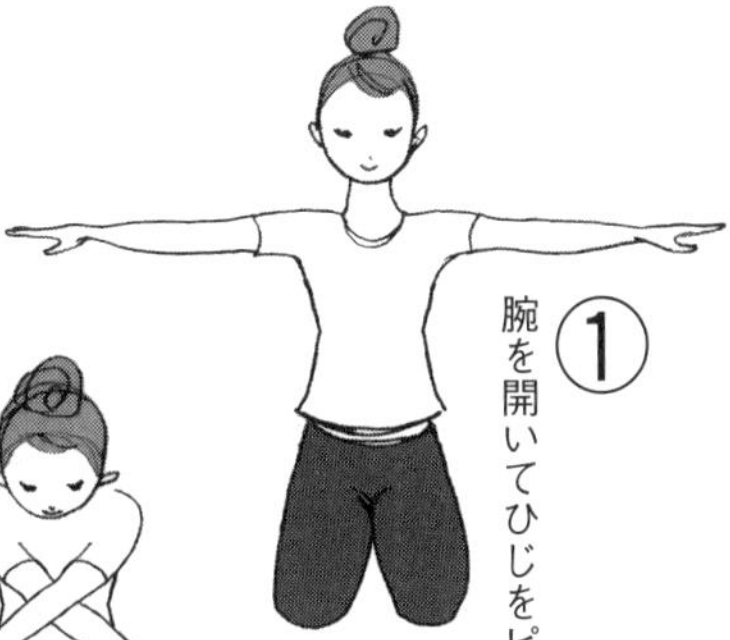

① 腕を開いてひじをピンと伸ばす

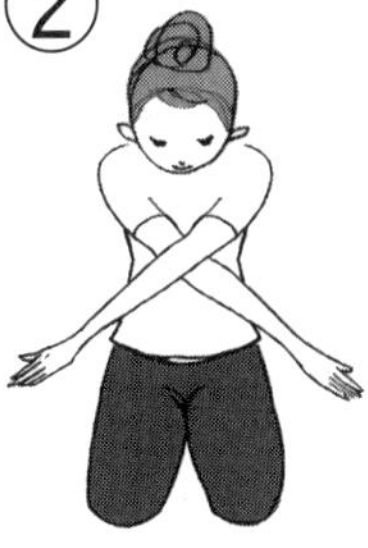

② 勢いよく前に振って、腕を交差させ、腕が交差しきった時に、一気に腕の力を抜いてもとの位置に戻す（曲げたバネが戻るようなイメージで）

腕が交差するたびに、腕の重なりの上下を入れ替えながら、合計40回おこなう

〈腕を水平に振る〉

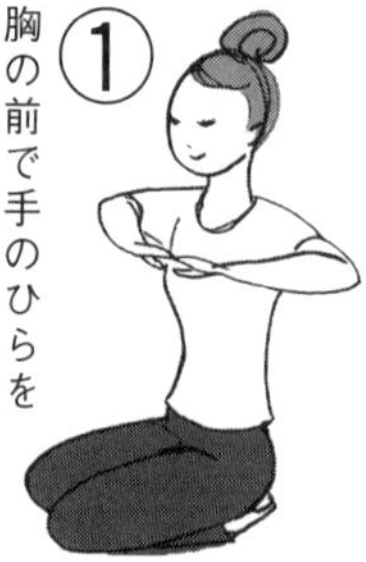

① 胸の前で手のひらを下にして、ひじを張る

② 腕を前に平行に伸ばしてから、腕を真横に広げ（腕、胸、首の筋肉が伸びきる）、力を抜いて、同じ経路でもとの形に戻る（20回）

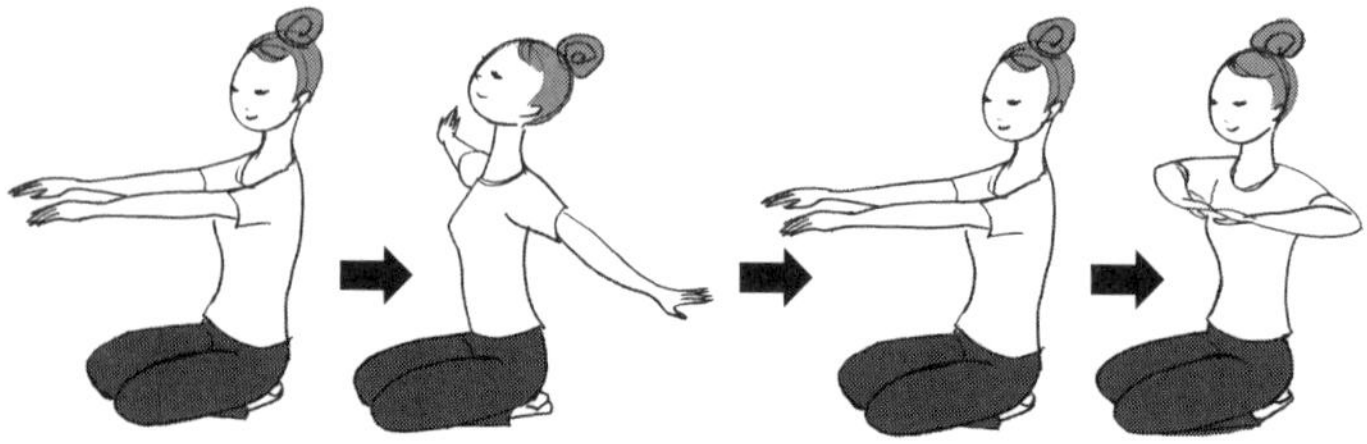

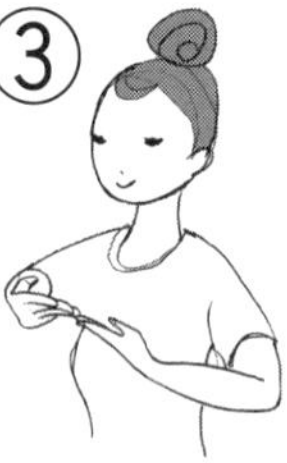

③ 手のひらを上に向けて、①～②と同様におこなう（20回）

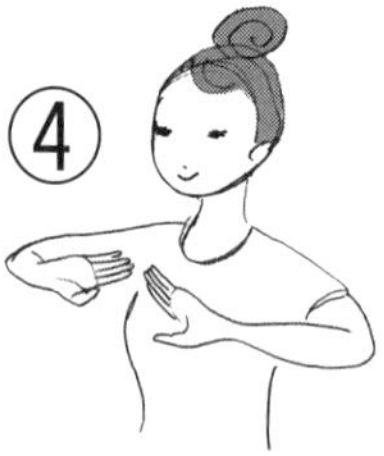

④ 手のひらを外に向けて、①～②と同様におこなう（20回）

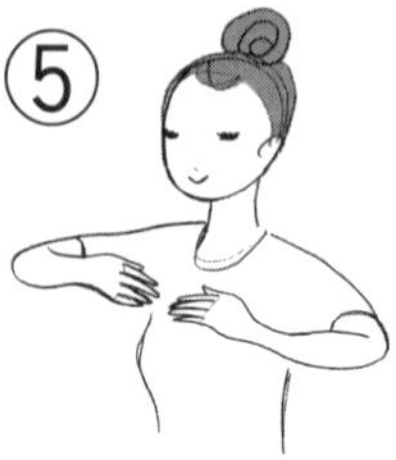

⑤ 手のひらを手前に向けて、①～②と同様におこなう（20回）

★腕の運動のポイントは、腕がもとの位置に戻る時にあります。ここで力が抜けていることが大切です。

力を入れないで伸びる練習

ヨーガでは、どのアーサナもゆっくりと力を入れてから抜くことが基本です。筋肉を「縮めてゆるめる」「ゆるめて縮める」を意識して交互におこなうヨーガは、ストレッチングのように伸ばすことだけを意識した運動とは基本的に違います。ストレッチングよりずっと、体が気持ちよく柔らかくなります。

もう一つ大切なポイントは、伸ばすのではなく、自然に伸びるのを待つことです。伸ばそうと努力しないことです。筋肉を引き伸ばそうとすると、反射的に引っぱられまいとする力が働きます。これではかえって「伸びまい」とする力を助けるようなものです。

では、「伸びまい」とする力を消すにはどうしたらいいでしょうか。ヨーガの「伸びのポーズ」で練習してみましょう。

【伸びのポーズ】（145頁）

① あおむけになって、息を吸いながら、思いきり手足・背を伸ばす。
② 息を止めて、腕を上に伸ばしたまま、上体を起こす。

③息を吐きながら、上体を前に倒し、倒せるところまで倒したら、足の親指に手の人差し指を引っかけ、手前に引くようにして、ひじを床につける。しばらく息を止める。
④息を吸いながら上体を起こし、そのままゆっくり上体を後ろに倒し、①のあおむけの状態に戻る。

いかがですか？

上体を前に曲げようとすると、背中や足、特に膝の裏側が引っぱられて（＝筋肉が伸びまいとして）、なかなか曲がらないかもしれません。そうすると、どうしても背中や膝の裏側を意識してしまいます。

この時、おなかのほうを意識してみてください。背中や膝の裏に向いていた意識がおなかに移ります。そうして、おなかをへこませながら静かに息を吐くようにします。すると体がより前に曲がることがわかると思います。

今度は、体をそらせてみましょう。「伸びのポーズ」の対になるのは「コブラのポーズ」です。

［コブラのポーズ］（146頁）
①うつぶせになって、両手のひらを肩の真下に置く。
②ゆったりと息を吸いながら顔を上げ、おへそを床につけたままのつもりで、上体をそらして起こす。腕が伸びて息を吸いきったところで、苦しくならない程度にしばらく息を止めておく。
③息を吐きながら上体をもとに戻す。

背中をそらせようとすると、みぞおちのあたりの筋肉が引っぱられて伸びないことが多いと思います。この筋肉は腹直筋です。腹直筋が伸びないと、腰に異常な力が入ってしまい、痛みを伴うこともあります。このような場合は、引っぱられているみぞおちを意識せず、息を吸いながら上体をそらしていく時に胸の力を抜くようにすると、腹直筋が少しゆるむのがわかります。

さらに力を抜いてみよう

ヨーガでは、一つのアーサナが終わったら必ず力を抜いて休むようにします。中でもサバアーサナ（屍のポーズ）といって、あおむけに寝て脱力した姿勢を維持することをとても大切にします。

アーサナとアーサナの合間にもこの姿勢をとりますし、一回のプログラムの中でも一定の時間を割いてサバアーサナをします。サバアーサナから始めるポーズも多くあります。

サバアーサナで休む時は、しばしば眠ってしまうことがあります。疲れていたら眠ってもいいのですが、目を覚まして意識はクリアに保ったままおこなうのが基本です。


力を抜く練習をしてきましたが、いかがでしたでしょうか。

抜けた感じがしないと思われるかもしれません。しかし、このような練習をしていると、今まで力が入っていたこと、今力が入っていることに気がつくようになります。

それは、一歩前進です。

「どうせ今まで、力んだ生活をしていたのだから、急には無理だ」と思えれば、その分、力が抜けていますし、「力が抜けない。困った」と思えばその分、力が入っています。

こだわらずに、先へ進みましょう。

伸びのポーズ

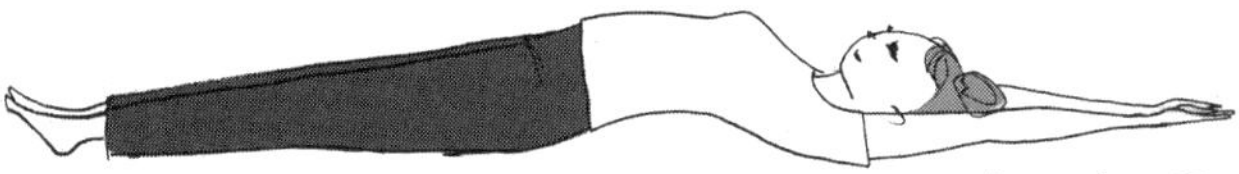

①あおむけになって、息を吸いながら、思いきり手足・背を伸ばす

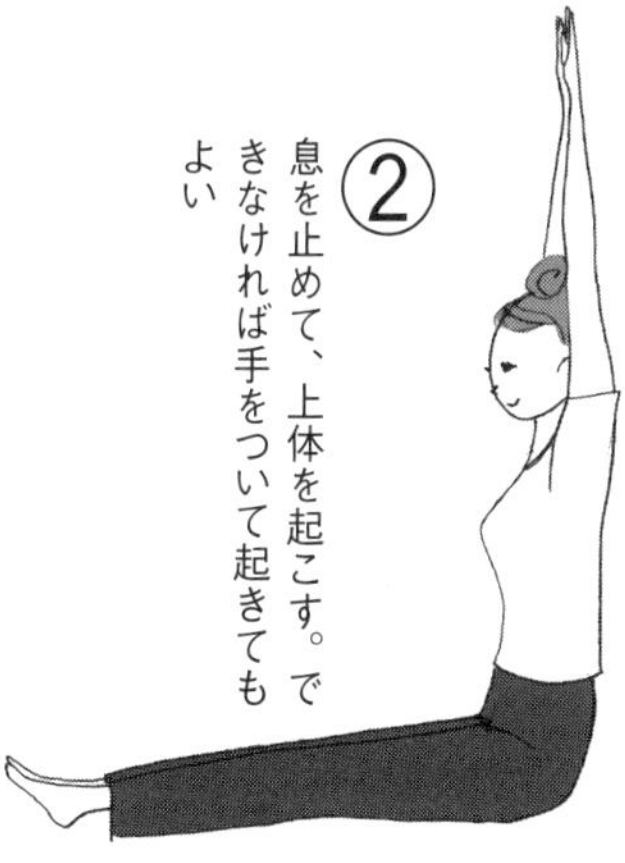

②息を止めて、上体を起こす。できなければ手をついて起きてもよい

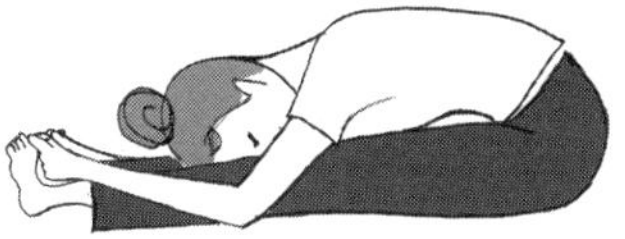

③腕を上に伸ばしたまま、息を吐きながら、上体を前に倒せるところまで倒したら、足の親指に手の人差し指を引っかけ、手前に引くようにして、ひじを床につける。しばらく息を止める。苦しいようなら、ゆったり呼吸法で30秒～3分ぐらいそのままでいてもよい

④息を吸いながら上体を起こし、そのままゆっくり上体を後ろに倒して①のあおむけに戻る

★上体を倒す時、膝が浮かないようにすることが大切

コブラのポーズ

●注意● 甲状腺肥大の人はこれをしてはいけないといわれています。

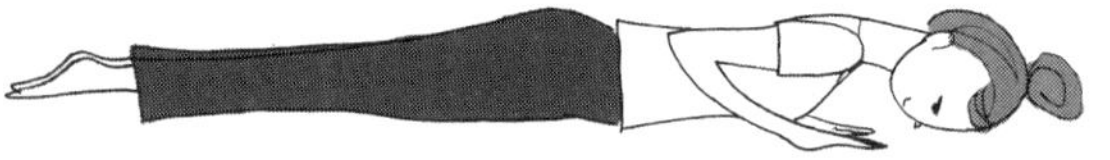

① うつぶせになって、両手のひらを肩の真下に置く

② 息を吸いながら顔を上げ、おへそを床につけたままのつもりで、上体をそらして起こす。腕が伸びて息を吸いきったところで、苦しくならない程度にしばらく息を止めておく（ゆったり呼吸法で30秒〜3分ぐらいそのままでいてもよい）

★腰を痛めている人は無理をせず、上体を軽く起こす程度にしてください

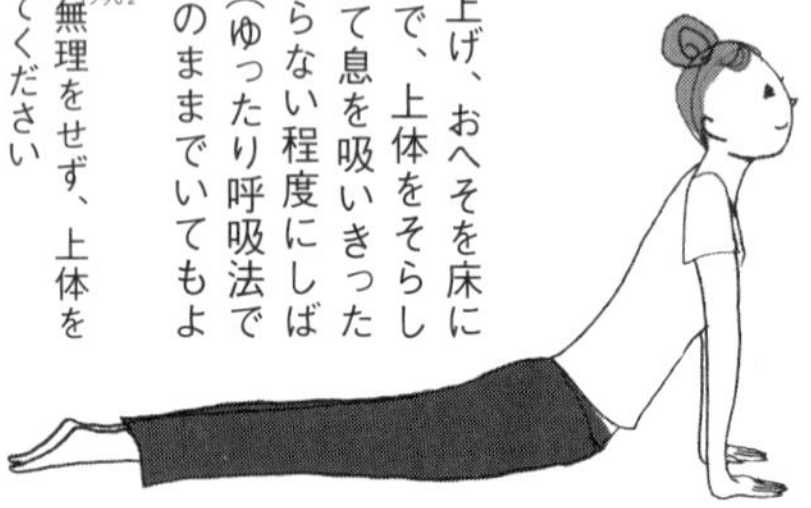

③ 息を吐きながら上体をもとの①に戻す

サバアーサナ

あおむけに寝て、全身の力を抜き、ゆったり呼吸法をしながらくつろぐ

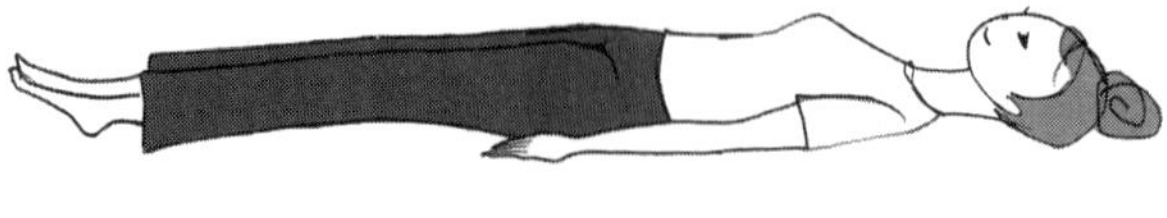

第4章

生活に応用する活力呼吸法とヨーガ

1　心をととのえるコツ

自然なゆらぎを利用する

身心の変化をありのままに受け入れる

この章では、毎日の生活に活力呼吸法とヨーガを取り入れていただくために、エクササイズのメニューをご紹介していきますが、その前に「心をととのえるコツ」のようなものをお話ししておきたいと思います。

前にも述べたように、東洋的エクササイズの基本は、調身、調息、調心です。身体をととのえ、呼吸をととのえ、心をととのえる、これらは別々のことではなく、身体と呼吸と心は一体で、身体をととのえて呼吸をととのえれば、自然と心がととのってきます。

ただ、心をととのえるのにまず大切なことが一つあります。それは、最初に「今日は、このために呼吸法やヨーガをしよう」と、目的を定めてから始めることです。

体がコチコチにこってしまっている、やる気が出ない、疲れている、人間関係がうまくいかない……いろいろあると思いますが、「今、自分が抱えている問題はこれだ」と、今日のテーマをはっきりと意識すると、心が引きしまって集中できます。

しかし、心がととのった状態がずっと続くことはありません。必ず乱れてくる時があります。意識したテーマもぼやけてくるでしょう。それは、身心には変化する共通のリズムがあるからです。集中がとぎれて心が雑然とした状態になってきても、気にかけないで続けていると、また心はまとまってきます。

意識の強さや意志の強さにも変化があります。強く働く時は強いように、弱く働く時は弱いように変化をありのままに受け入れることが、調心のコツです。このことを理解したうえで活力呼吸法とヨーガを続けていれば、よりその効果を実感できるでしょう。

そこで、心が身体とともに変化するリズムについて、少していねいに考えてみようと思います。

変化のリズムには自然なゆらぎがある

身心はいくつかの周期で変化しています。

一日の周期をサーカディアン・リズムといいますが、それより短い周期もあって、これをウルトレイディアン・リズムといいます。

夜中の睡眠には、レム睡眠といって約二時間おきに眼球が動く（つまり、身体は眠っていても脳は覚醒に近い状態にある）時間帯がありますが、昼間も約二時間おきぐらいに変化があります。細かくは、一五分程度、三〇分程度、一時間程度、一時間半から二時間程度のリズムが重なり合って、身心の活動と休息の自然な変化となります。このような変化は脳波の変化にも現れています（巻末付録「脳波測定」参照）

実際に、私たちはこの変化に応じて自然に約二時間ごとに休息タイムをとることが多いのです。

たとえば、主婦のAさんは、朝八時に食事をしたあと、家事をして一〇時ごろにひと休み、一〇分か一五分休んでからお昼までまた仕事の続きをします。一二時から一時まで昼食と休憩、それから三時ごろまで家の中の仕事をこなし、一五分程度お茶飲みをしてから、買い物に出かけます。そして五時ごろにまたちょっと休んでから夕ごはんの支度にかかり、七時ごろに食事です。

もちろん非常におおざっぱなリズムですし、また多様な変化の仕方があるので、「リズム」というよりも身心の変化の「ゆらぎ」といったほうがふさわしいように思います。それで私は好んでゆらぎという言葉を使っています。

心は、常に身体とともに変化しています。また、その変化は予測がつきません。変化の強弱にもゆらぎがあります。梢が風にゆらぐようにゆらぎます。風の吹き方は一定のリズムを持つものではありませんね。強弱もリズムの幅もゆらぎがあります。

そのように自然にゆらぐ心の変化に自分で気づいて、これを積極的に活用することができると、日常生活の中で大いに役に立つのです。そのためには、まず自分のゆらぎを観察することから始めます。

自分のゆらぎを観察してみよう

ゆらぎを観察するには、運動しながらよりも、体を動かさないほうがやりやすいようです。坐るか腰かけて、または立って活力呼吸法をしましょう。姿勢を正して、下腹、腰にきちんと力が入っていること、肩から腕の力や、顔の特に眉間、あごの力が抜けていることが大切です。

まず、二段式呼吸法を五回ほどしてから、深めのゆったり呼吸法をおこなうことから始めます。聞き耳を立てる時のように、音ではない音を聞くような感覚で、ゆったり呼吸法を続けるとよいでしょう。

心はさまざまに変化します。雑念妄想が浮かんだり消えたり、不快な、あるいは快適な身体感覚が湧き上がったり消えたり、いろいろな変化をします。そういうことを観察しているうちに、今までとは違う何かを感じられるようになるはずです。

ただし、ゆらぎの観察は、活力呼吸法をしっかり自分のものにできていないと、なかなか難しいと思います。スムーズに呼吸法をおこなえるようになるためにも、ぜひ活力呼吸法とヨーガを組み合わせて練習してください。

良い状態の時を意識しよう

すでに見てきたように、何かの問題にさらされた時、私たちは心以上に身体に不快や違和を感じます。それが強力に襲ってきた時は、自分ではどうにもなりません。何をしようにも、身体が感じる不快な感覚を消せないし、気をまぎらわすこともできません。何とかしようともがくうちに、精も根も尽き果てて何もできなくなります。そういう時は、そのようになるしかありません。ただひたすらに耐え忍んでいるしかありません。

しかし、この状態が永遠に続くことはないのです。必ず、その不快感が弱まる時があります。

心と身体の現象のゆらぎです。

どんなに悪い状況でも、ふっとその状態が消えたと感じられることがあります。それは一瞬かもしれません。すぐに、不快は強烈に襲ってくるかもしれません。でも、また消える時があります。

この事実をよく観察してください。そして、ゆらぎの中で良い時の瞬間だけをしっかりと心に焼きつけてください。

そうするだけで、いつの間にかこの状態から脱出できている自分に気がつくはずです。ただ意識すればよいのです。その状態を維持しようとか、もっと良くなろうとしないことが大切です。また、悪くなった時に、良い状態に戻そうと努力しないことも大切です。


くり返します。

良い時のその瞬間をただ意識すればいいのです。

良い悪いのゆらぎは、一日に何回もあるような小さなゆらぎだけでなく、数日、あるいは数週間の時もあります。

ゆらぎの山と谷の落差にも大小いろいろあります。ほとんど谷の状態で、ごくたまに山が訪れることもあります。

でも、いずれにしても耐えられないような身体感覚がいつまでも続くことはありません。

プラス思考・マイナス思考

「プラス思考・マイナス思考」という言葉をよく聞きますが、これはゆらぎのとらえ方の習慣のことを言っているのではないかと私は考えています。

ここまで見てきたように、どんなことにも良い悪いのゆらぎがあります。その悪いところだけを意識する習慣があると、それはマイナス思考になります。良いところを意識する習慣がプラス思考ということになります。

さて、マイナス思考の人にとって何が難しいかというと、プラス思考がいいとわかっていてもなかなかそれができるようにならないことです。プラス思考で考えていると思っていても、いつの間にかマイナス思考になっていたりすることもあります。また、「自分はプラス思考だ」と思っていて、人にもプラス思考を勧めている人の心の中に、マイナス思考を無意識に忍ばせている人がいます。自分の中のマイナス思考を力で抑え込もうとするとそうなるのです。

底が抜けたようにあっけらかんとしたプラス思考は、本当に悟った人には可能なのかもしれませんが、私たちの心はそんなふうにはできていないと考えたほうがまちがいないと思います。だから、「自分はマイナス思考だ」とがっかりすることはありません。

マイナス思考はいけないとか、プラス思考がいいという固定観念を持つことをやめて、自分の心の変化を観察することから始めることを私は提案します。

不安の種のない人はいるはずがありません。マイナスの要因を一つも持っていない人などいないでしょう。逆に、プラスの要因が一つもない人もいないでしょう。

プラス思考の習慣をつけるには、ゆらぎをゆらぎとして観察することから始めることをお勧めします。

たとえば、マイナスのゆらぎがあります。マイナス思考にどっぷりとつかっているような時、そんな自分を観察していると、そのマイナス思考が消える瞬間が必ずあります。

その瞬間を意識がつかまえると安心が得られる、と考えてください。

プラス思考にもゆらぎがあります。プラス思考が消えているなと感じても、あえてそのことを考えず、無視します。そして、パッと湧き上がってきた時をじっくり味わうようにすればいいわけです。

いつがその時なのかを事前に知ることはできませんが、自分自身の心を静めて変化を観察していると、一日のうちに何回もこのようなゆらぎを自己観察できるはずです。

心と体のビッグバン

マイナスのゆらぎからプラスのゆらぎへ

心の問題だけでなく、病気が悪くなるにも治るにも、多くの場合前兆があります。前兆と書きましたが、むしろゆらぎの現れだと私は考えています。

風邪の症状が現れはじめる前には、身心が異常に興奮状態になっていたという経験がありませんか？ あるいは、おなかを壊した時などでも、たとえば異常に食べてしまうことから始まっていることがあります。

ふだんと違った心のゆらぎが、行動を伴って現れることもあれば、身体の状態に反映することもあると考えることができるのではないでしょうか。心のゆらぎは内分泌や自律神経のゆらぎを通じて、刻々と内臓などの細胞の遺伝子発現を起こしているといわれています。

四〇歳代の若さで急逝される方がいらっしゃいます。昨日まで元気だったのに倒れてしまったという話をしばしば耳にします。そういうことが起きた時のことを家族の方に聞いてみると、「倒れる前にふだんとは違うことをしていて、今思うと変だった」と言われることがあります。

私の師も、やはりふだんと違う様子を示したあとに亡くなっています。師は非常に厳しい人で、私も強く叱責されることはいつものことでしたが、その時は異常でした。

ある日、いつも使っている急須の取っ手が欠けました。奥さんが私に「接着剤でつけてほしい」と言われました。いつも物を大切にし、ちょっとしたものでも直して使えというのが師でしたが、これだけならまだ、取り立てて言うほどでもありません。そのすぐあとです。「なぜあんなものを直そうとしたのか。壊れたものに執着するな！」と奥さんを激しく怒鳴りつけて、急須をコンクリートの土間にたたきつけてこなごなにしたのです。それから三日後の朝、脳溢血《のういっけつ》で帰らぬ人になりました。その時の怒り方に異常な雰囲気を感じたのをよく覚えていますが、身心の激しいゆらぎがそこにはあったのだなと今は思っています。

うつ病など心の病の場合でも、今までとは違ったことを熱心に始めてみたり、何かに憑かれたように活動を始めるなどしてしばらくしてから、うつが始まったという方を何人も知っています。統合失調症の場合は少しケースが違いますが、やはりそういった激しいゆらぎを経ている方たちを見てきました。

私は、このようなゆらぎがあるのはどうにもならないものだと、ずっと思っていました。自分を含めてその人の運命的な問題だと思っていたのです。師の生活塾で一緒に生活している、心の病を抱えた人たちが自ら治っていくさまざまな顛末を見てきた中では、良い方向へ向かうゆらぎもたくさんありましたが、良いゆらぎのある人は幸運で、そういう人が成功したり、健康だったり、いい人生を送れるのではないかとすら感じていました。

しかし、そうではありませんでした。

良いゆらぎは誰でも持っていて、それを育てていく方法があったのです。

その方法の一つが、すなわち呼吸法とヨーガの活用です。

ゆらぎは宇宙的な力

ゆらぎは宇宙的な力…そんなイメージが私にはあります。

ある段階までは何も現れていなかったものが、いきなり目に見えて現れる——この現象は、宇宙創生のビッグバンにたとえることができるのではないでしょうか。絶対的な真空のエネルギーがゆらぎ、泡のように小さな宇宙ができたり消えたりしている中で、きわめて幸運な泡がビッグバンを起こして宇宙が生まれたというのですから。

病気になっていくゆらぎ、病気を治していくゆらぎ、激情の前兆となるゆらぎ、心が落ち着くゆらぎ、自分を幸せにしていくゆらぎ、どれも自分の中にもともと備わっている、それこそ宇宙的な力のゆらぎです。

時には、ゆらぎから一気に何かが起こります。

だから、そのゆらぎを自分で観察し、それを利用するすべを学べば、より良く生きていく智慧として大いに役立てられるのです。

良い身心のゆらぎを見つけて、ビッグバンを育てていきませんか?

小さなビッグバンを積み重ねながら

活力呼吸法とヨーガを組み合わせておこなっていると、自分のゆらぎがちょうど良いところに落ち着いて身心が安定してくることを、私はしばしば体験しています。

私はふだん、結跏趺坐《けっかふざ》(216頁~217頁参照)で活力呼吸法を三〇分から一時間半することを日課にしていますが、坐っている長さの基準は時計ではありません。「もういいよ」という言葉というか意識が内側から響いてきたら五分でもやめます。しかし実際には、五分や一〇分ということはありません。三〇分から五〇分ぐらいの幅が一番多いようです。心配事があって呼吸法をしている時は、「安心していいよ」という言葉が響いてきたらやめます。この時には気持ちがすっきりさわやかになっています。自分の中のどこにそんな心配する心があったのかと思えます。心の奥から安心が湧き上がってくるような体験です。小さなビッグバンだといえます。また、体の気持ちよさに伴って心に変化が起きる場合もあります。

私も時々、生活や仕事の中で、ちょっとしたことからどんどん泥沼に入って抜け出られないような気分になることがあります。そんな時には、胸に強い不快が感じられてなかなか消えません。マイナスの展開ばかりが頭をぐるぐるとめぐって、きりがなく、「これでもう全部がだめになるのか」とすら思えてしまいます。

そういう時でもヨーガを教えに出かけなくてはなりません。「人に教えている心境ではないんだけどなあ」なんて思いながら始めるわけです。長年続けている人たちが対象の教室では、改めてアーサナを教えないので、最初から最後まで皆さんと一緒にヨーガをします。

それでいつも体験することは、始めてからだいたい一時間ぐらいの時に、急に胸の強い不快感が消えていくことです。

それは、体が充分に伸びて快適になってきたタイミングと一致します。これは、とても不思議なことだと思います。一〇分ぐらいでも充分に伸びたなと思うのですが、それでは足りないのです。

確かに、普通に気分が良くなるには一〇分もおこなえば充分で、ウォーキングなど、いわゆるエアロビック運動を五分ぐらいおこなうことでも、気分はかなりすっきりするものです。

でも、大きな問題で苦しんでいる時には、しっかりとヨーガをすることで、そのような快適さとは違った変化が起きます。

ヨーガをしていると、抱えている問題はいつの間にか頭から離れて、アーサナごとに伸びている筋肉、力が入っている筋肉に意識が向いています。そういう状態になってしばらくしていると、急に心が晴れわたります。気がつくと、抱えていた問題は問題ではなくなっています。そして体も伸びやかに快適になっているのです。この時の快適さは、一段と深い快適さといったらいいのかもしれません。これもまた小さなビッグバンが起きたと考えられます。

このようなビッグバンの積み重ねが人生を豊かにしていくのだと私は考えています。

2　活力呼吸法とヨーガのエクササイズ

基本のクラシック・ヨーガ

簡単アーサナヨーガ

簡単なポーズを組み合わせた「簡単アーサナヨーガ」をやってみましょう。

第3章で練習した「伸び」「コブラ」「サバアーサナ」を含めて、一連の流れになっています。この流れにそってやってみてください。

各アーサナの始まりの体位では、ゆったり呼吸法を3～5回おこなって呼吸をととのえましょう。息を吐く時はいつも下腹を意識して力を入れ、特に強く吐ききるところは、二段式呼吸法の二段目の要領でおこないます。

①亀の産卵のポーズ1
②亀の産卵のポーズ2
③アーチのポーズ
④ガス発散のポーズ
⑤ワニのポーズ
⑥三日月のポーズ
⑦伸びのポーズ
⑧コブラのポーズ
⑨サバアーサナ

各アーサナについて、簡単に説明しておきます。

●亀の産卵のポーズ1・2

この二つのポーズは「赤ちゃんのポーズ」とも呼ばれています。幼児がこんな格好で両手を足の脇にだらんと置いていたりしますね。そんな幼児にかえったような気持ちで、くつろぐポーズです。

●アーチのポーズ

簡単な動きですが、ゆっくりやっていると肩から腰のあたりの気持ちよさが味わえます。こうした気持ちよさがヨーガの特徴なのです。

●ガス発散のポーズ

腰痛の予防には最適といわれています。ちょっとした腰の痛みならば、たいてい解消します。あおむけになって、折りたたんだ足をおなかにぐっと押しつける時に腰が床に押しつけられ、この時に気持ちよさを味わうことができます。

●ワニのポーズ

腹筋を強くします。特に足をゆっくりと下ろしてサバアーサナのポーズに戻す時に、腹筋を使うからです。ウエストから腹部の脂肪を落とすのに効果があり、メタボの人にもお勧めです。

●三日月のポーズ

このポーズのように、わき腹を伸ばす姿勢をとることは、日常生活ではほとんどありませんが、わき腹が伸びるとそれだけですっきりします。

●伸びのポーズ（145頁）

腰から肩にかけての部位をよく伸ばすのがこのポーズです。どんな生活をしている人でも、たいてい背中は緊張が続いて縮んでいるので、伸びのポーズは役立ちます。（鋤のポーズも参

照してください）

●コブラのポーズ（146頁）

猫背気味の人は、コブラのポーズが必須です。ヨーガで猫背が直って身長が伸びたという人は、私のところだけでも何人もいます。人生がすっかり変わったと、ヨーガの大ファンになった人もいます。

●サバアーサナ（146頁）

一つのポーズから次のポーズへ、連続しておこなう方法もありますが、できればポーズごとにサバアーサナをして、全身の力を抜きましょう。いずれにしても、最後にサバアーサナを充分おこなうことが、ヨーガの効果を高めます。

亀の産卵のポーズ1

①正坐をする

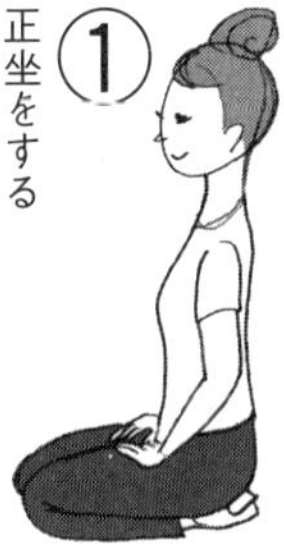

②息を吐きながら両手を膝の前に置く

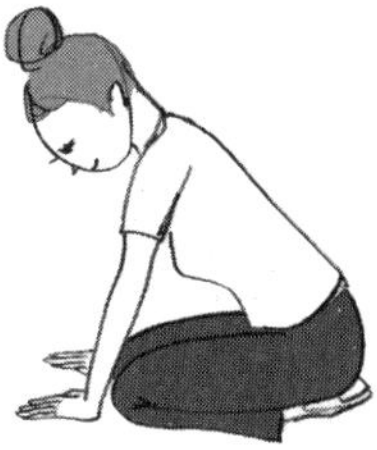

③さらに吐きつづけて、首を前に折り曲げながら背中を丸め、下腹をしぼって強く吐ききる

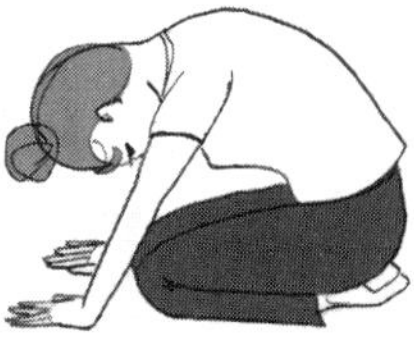

④ゆっくり吸いながら上体をそらせる

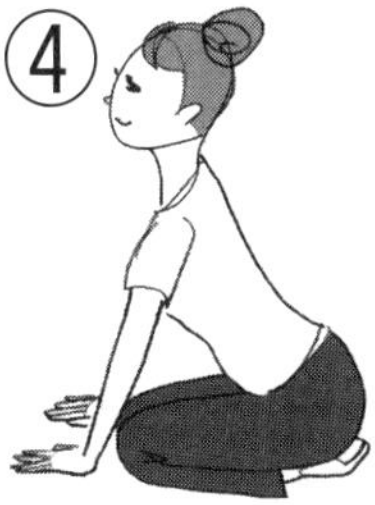

③〜④を3回おこなう

⑤下腹をしぼって息を吐きながら、手を前へすべらせて上体を倒す。吐ききったら、そのままの体位でしばらく呼吸をととのえる。体が気持ちよくなったと思ったところで、吸いながら①の正坐に戻る

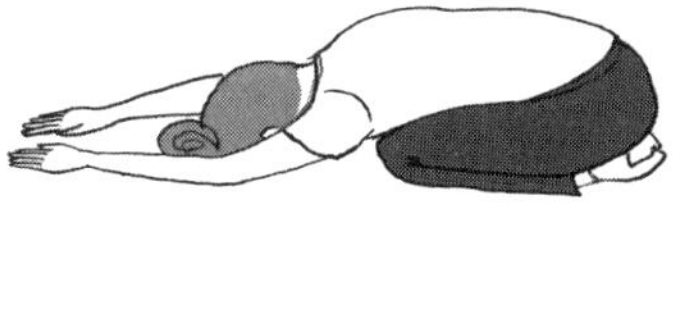

亀の産卵のポーズ2

①正坐をする

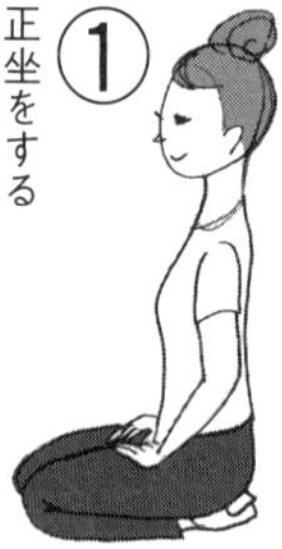

②息を吐きながら、手をそろえて左ももの脇に置く。さらに吐きつづけて、首を前に折り曲げながら背中を丸め、下腹をしぼって強く吐ききる

★ひじから手首までをぴったりつけて、合掌した手を開くような形となり、手首のあたりに緊張感があります

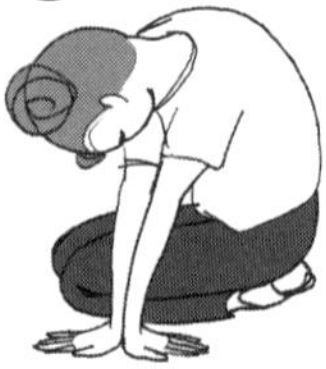

③ゆっくり吸いながら上体をそらせる

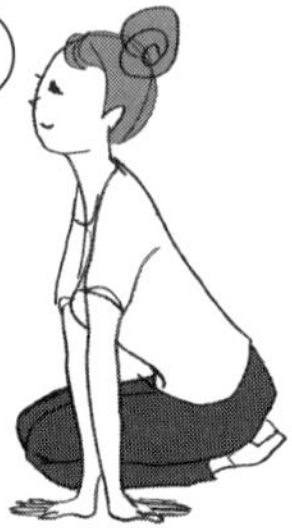

②〜③を3回おこなう

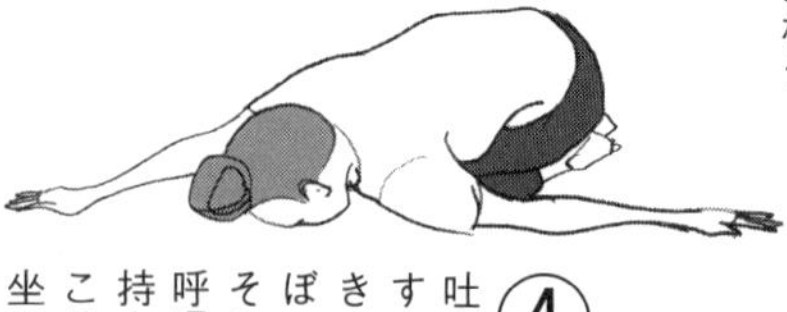

④吐きながら、両手を前後にすべらせて腕を開いていき、上体を倒す。下腹をしぼって強く吐ききったら、そのままの体位でしばらく呼吸をととのえる。体が気持ちよくなったと思ったところで、吸いながら①の正坐に戻る

⑤手を今度は右ももの脇に置いて、②〜④を同様におこなう

アーチのポーズ

① サバアーサナ

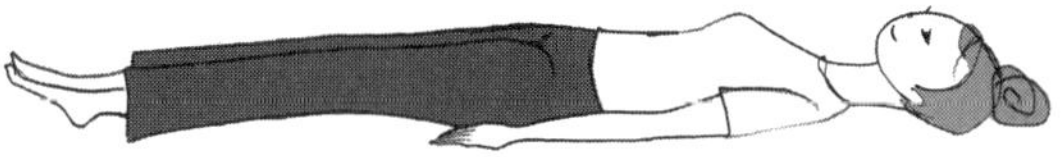

② 息を吸いながら膝を立てる

★かかとをお尻につけるようにする。この時、膝が開かないように

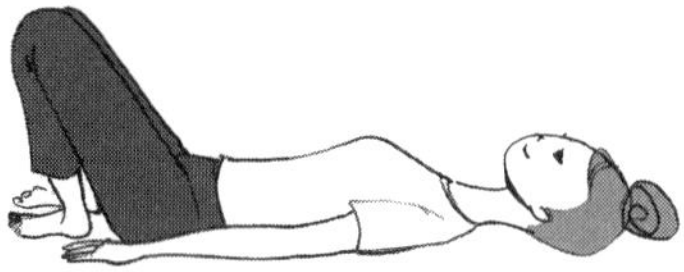

③ さらに吸いながら、膝から肩までがほぼ一直線になるように腰を持ち上げる

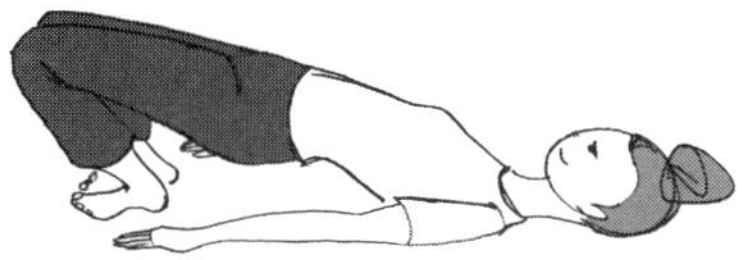

④ 苦しくならない程度に息を止めてから、下腹をしぼって吐きながら腰を落とし、足を伸ばして、①のサバアーサナに戻る

①～④を3回おこなう。途中のサバアーサナでは、20～30秒くつろぐ

ガス発散のポーズ

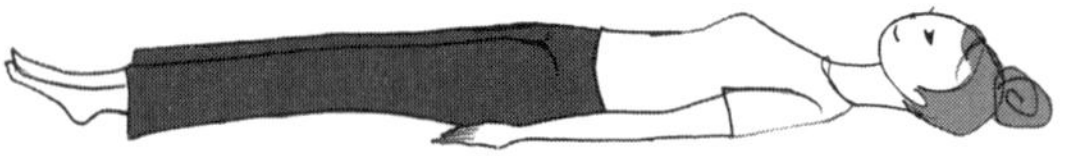

①サバアーサナ

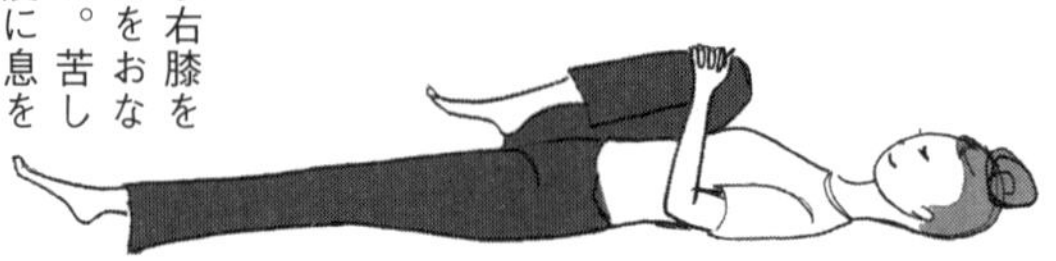

②息を吸いながら右膝を折り曲げ、ももをおなかに押しつける。苦しくならない程度に息を止めてから、下腹をしぼって吐きながら足を伸ばし、①のサバアーサナに戻る

★伸ばしているほうの足が緊張しないように

③吸いながら左膝を折り曲げ、②と同様におこなう

左右交互に3回おこない、サバアーサナで20〜30秒くつろぐ

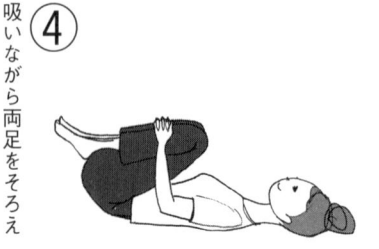

④吸いながら両足をそろえたまま両膝を折り曲げ、ももをおなかに押しつける。苦しくならない程度に息を止めてから、下腹をしぼって吐きながら足を伸ばし、①のサバアーサナに戻る

★腰を床に押しつけるようにします

3回おこなったら、サバアーサナで20〜30秒くつろぐ

ワニのポーズ

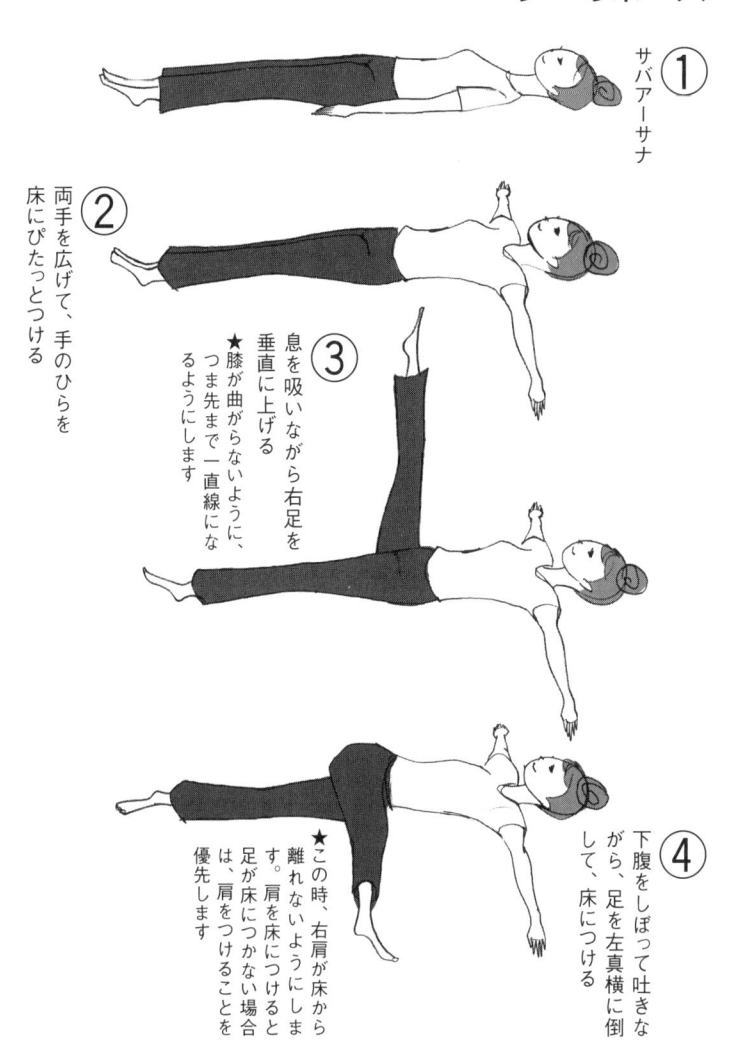

①サバアーサナ

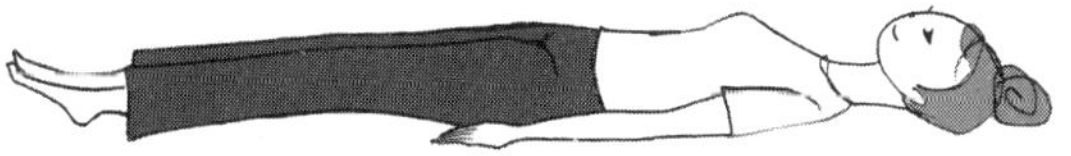

②両手を広げて、手のひらを床にぴたっとつける

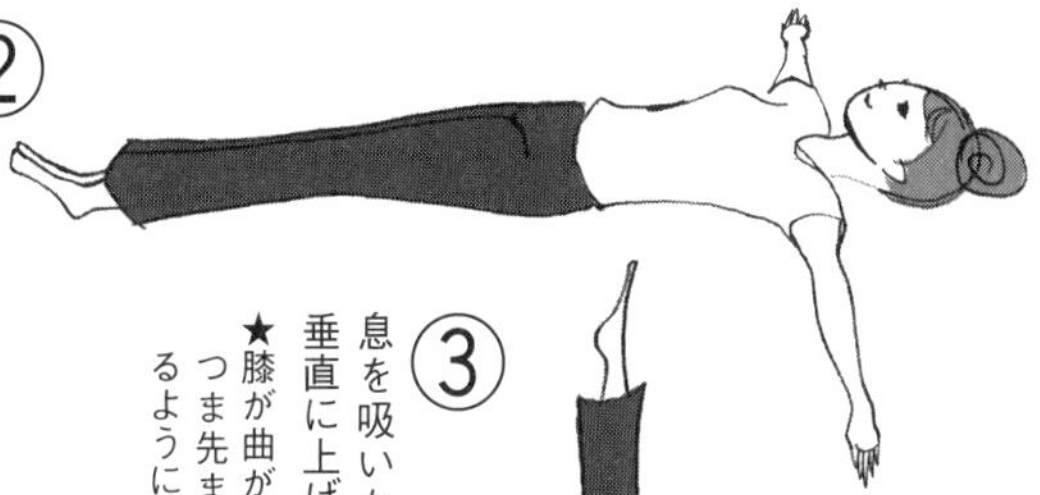

③息を吸いながら右足を垂直に上げる

★膝が曲がらないように、つま先まで一直線になるようにします

④下腹をしぼって吐きながら、足を左真横に倒して、床につける

★この時、右肩が床から離れないようにします。肩を床につけると足が床につかない場合は、肩をつけることを優先します

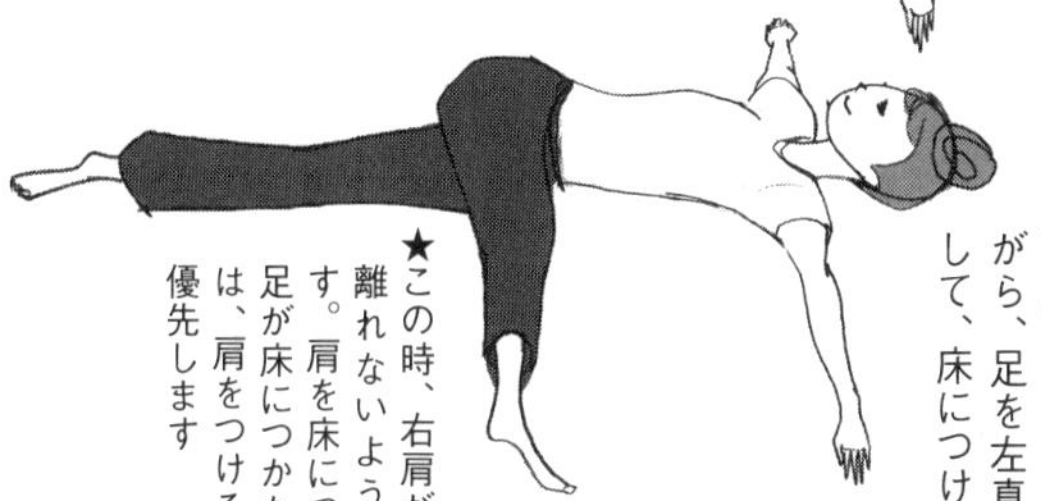

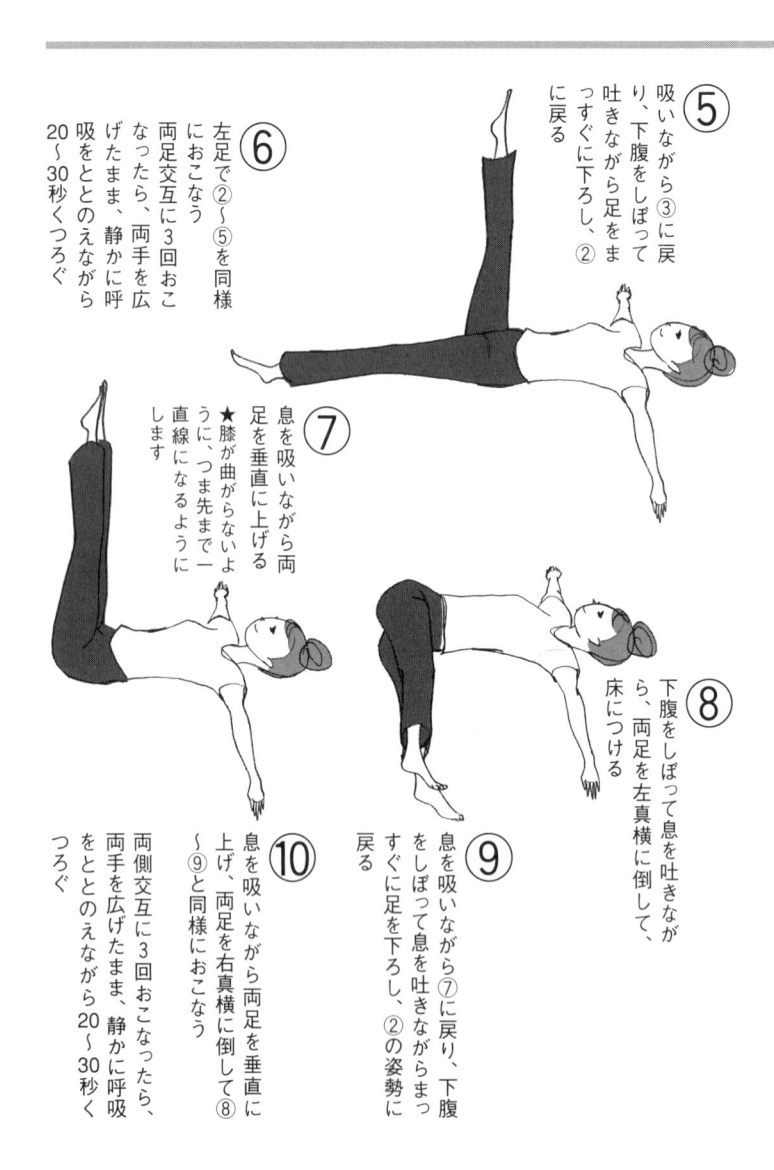

⑤ 吸いながら③に戻り、下腹をしぼって吐きながら足をまっすぐに下ろし、②に戻る

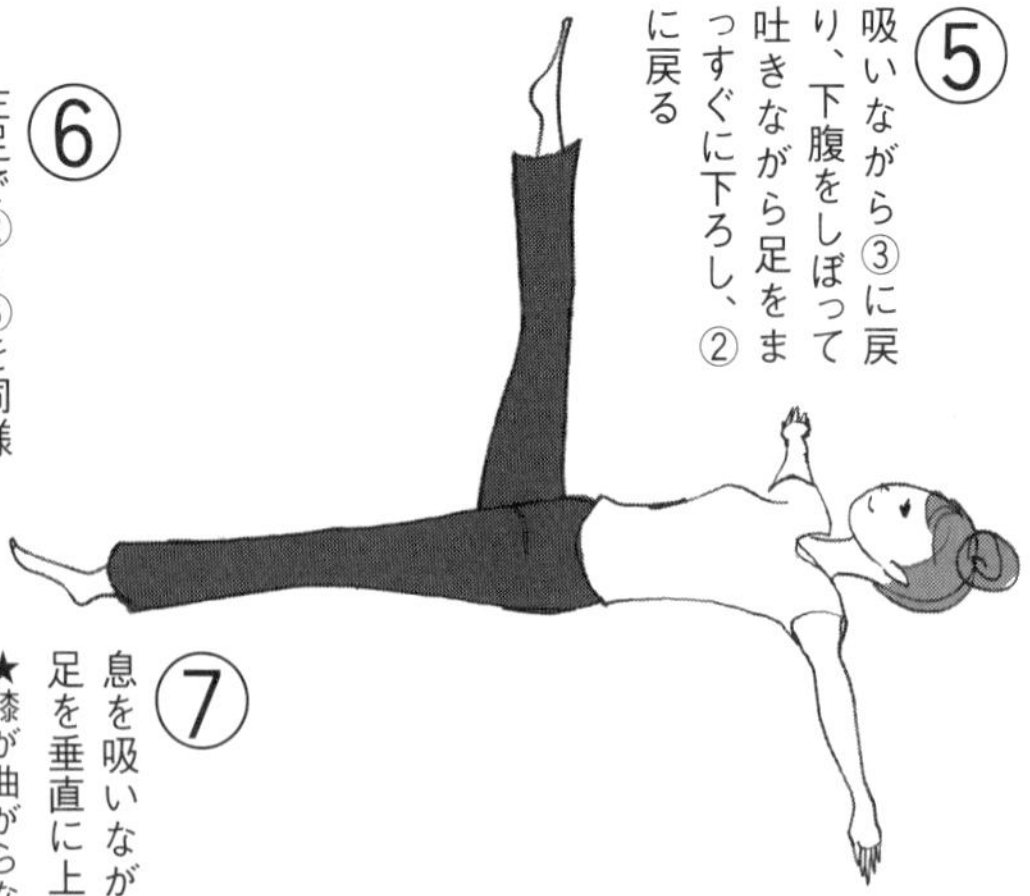

⑥ 左足で②～⑤を同様におこなう

両足交互に3回おこなったら、両手を広げたまま、静かに呼吸をととのえながら20～30秒くつろぐ

⑦ 息を吸いながら両足を垂直に上げる

★膝が曲がらないように、つま先まで一直線になるようにします

⑧ 下腹をしぼって息を吐きながら、両足を左真横に倒して、床につける

⑨ 息を吸いながら⑦に戻り、下腹をしぼって息を吐きながらまっすぐに足を下ろし、②の姿勢に戻る

⑩ 息を吸いながら両足を垂直に上げ、両足を右真横に倒して⑧～⑨と同様におこなう

両側交互に3回おこなったら、両手を広げたまま、静かに呼吸をととのえながら20～30秒くつろぐ

三日月のポーズ

①
あおむけになって頭の後ろで手を組み、静かに呼吸をととのえる

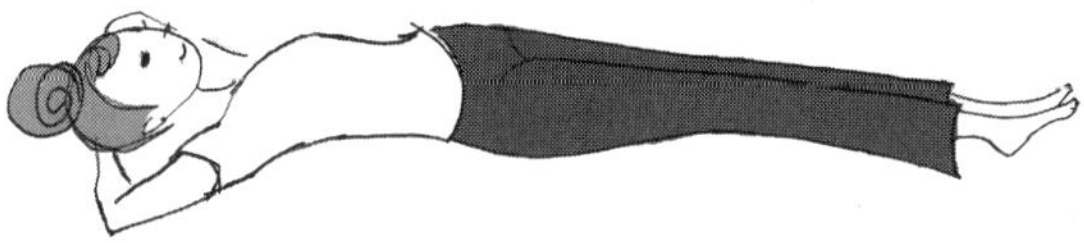

②
下腹をしぼって息を吐きながら、右脇を床につけて腰を折り曲げ「く」の字の形になる

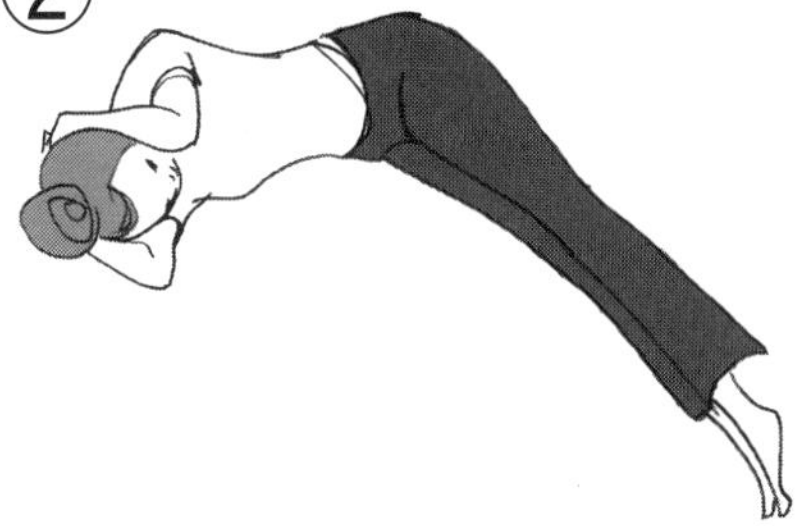

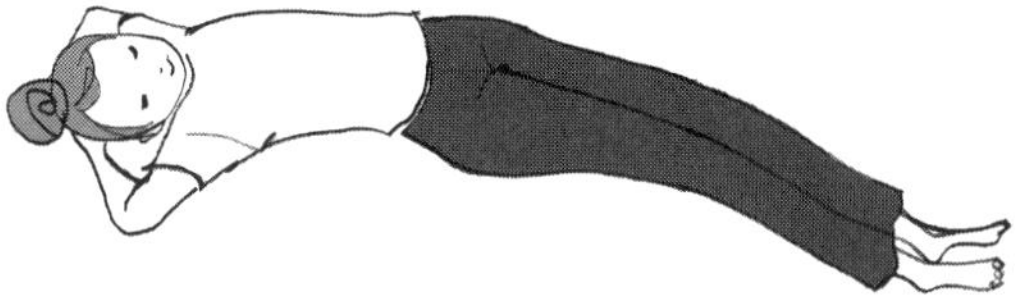

③
吸いながら、腰とつま先の位置を変えないようにして、あおむけになるその体位のまま、30秒～1分呼吸をととのえる

★腰からお尻にかけての部分をしっかりと床につけることで、脇腹が充分に伸びます

④
①に戻って、逆向きでおこなう

左右1回ずつおこなったら、手は首の後ろで組んだまま、呼吸をととのえながら20～30秒くつろぐ

中級アーサナヨーガ

ヨーガになれてきて「気持ちいいなあ」と思えるようになったら、気分に応じて簡単アーサナに少し難しいポーズを一つずつ加えてみてください。ヨーガがますます楽しくなります。

●鋤《すき》のポーズ

腰がだるい、肩がこった、首筋が痛む、頭痛がするという時に役立ちます。私たちの生活ではデスクワークでも家事労働でも、農作業など肉体労働でも、自然に体が前かがみの姿勢になっています。そのことで縮んでいる背筋を伸ばします。

「伸びのポーズ」との違いは、肩から首筋をしっかり伸ばしてくれるところです。ですから、伸びのポーズも一緒におこなうと、体幹の背部をすべて伸ばすことになります。ただし、頸椎《けいつい》を痛めている人、血圧が高い人は避けてください。

●ねじりのポーズ

このポーズは、いかにもヨーガらしい形ですね。ウエストが締まり、内臓脂肪を取ることに効果があります。後ろから声をかけられて、すっと振り向く自然な身のこなしで、人は若々しく見えるものです。

●もみじの種のポーズ

開脚のポーズとも呼ばれます。疲れた時にこのポーズをすると、不思議に疲れが取れます。身体的な疲れでも精神的な疲れでも効果があります。最初はなかなか思うようにできないかもしれませんが、何歳で始めても、毎日練習しているとだんだん楽にできるようになります。あくまでもめやすですが、三〇代までなら三か月、四〇代で半年、六〇歳過ぎの方なら一年ぐらい続けていると、床に額がつくようになり、やがては胸までぺたんとつくようになるでしょう。ただし、強引に伸ばそうとするのはヨーガではありませんし、すじを切ってしまう危険もあります。無理に体重をかけて足を広げようとすると、内股が内出血をして紫色になることがあります（私も、かつてそういうことが起こりました）。

●太陽礼拝《らいはい》

すべての動作をゆっくりと流れるようにおこないます。足を前後に移動させる時など、ついドタンと音を立てるような急激な動作をしがちですが、できるだけ音を立てないように静かにおこないます。一連の動作がなめらかに、流れるようにできるようになると、「ああ、ヨーガだなあ」という実感が湧きます。慣れないうちは、けっこうきついと感じるかもしれませんが、伸びやかに優雅に太陽礼拝を四回ほどすると、「さあ、がんばるぞ」という気合が入ります。

鋤（すき）のポーズ

①

サバアーサナ

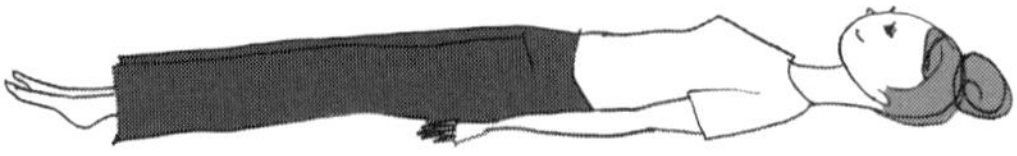

②

息を吸って止め、両足を垂直に上げる

★膝が曲がらないように注意。両手のひらは床にぴたっとつけます

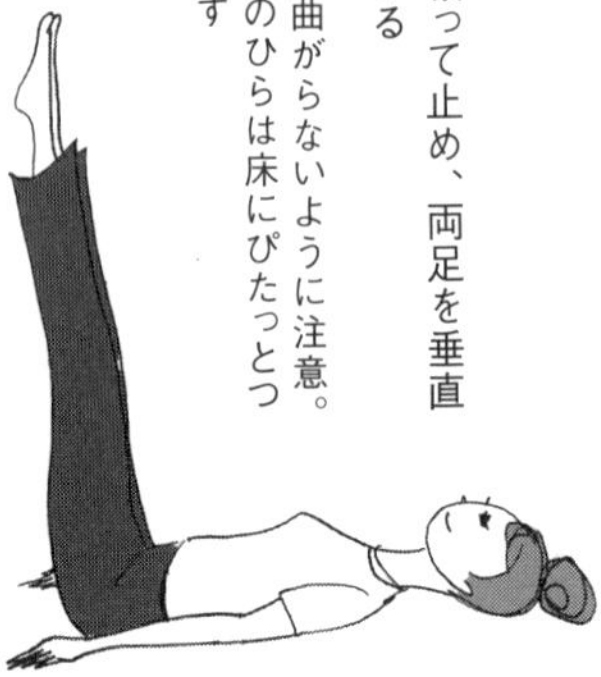

③

息を止めたまま、さらに腰を持ち上げてから、両腕で腰を支え、呼吸をととのえる

★腰が持ち上がらない場合は練習として、長坐姿勢（189頁）から後ろへゴロンと転がるようにして足を持ち上げ、その勢いで腰を上げるようにします

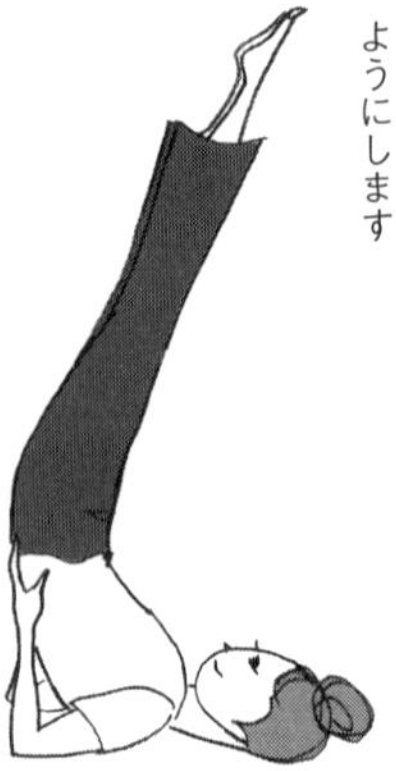

④

下腹をしぼって吐きながら、足を頭の後ろにゆっくり下ろします。下ろしきったところで両手のひらを床につけ、しばらくその体位のまま呼吸をととのえる

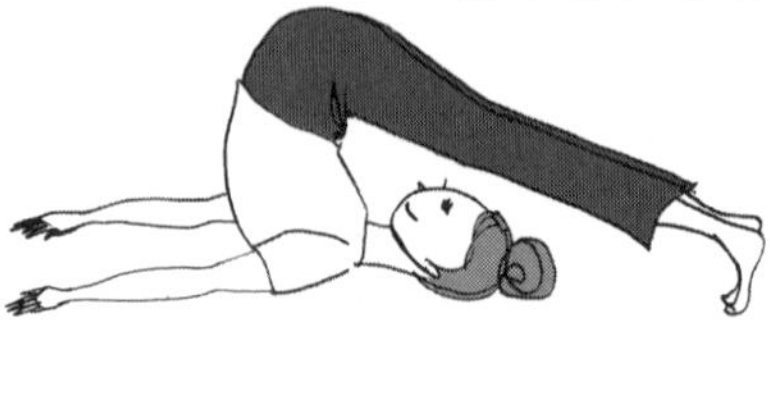

⑤

戻る時は、下腹をしぼって吐きながら、背中を支えてゆっくり腰を下ろし②、サバアーサナ（①）に戻っていく

★一呼吸で下ろすのが難しい時は、一呼吸目で腰を下ろし、二呼吸目で足を下ろすようにします

ねじりのポーズ

① 正坐をする

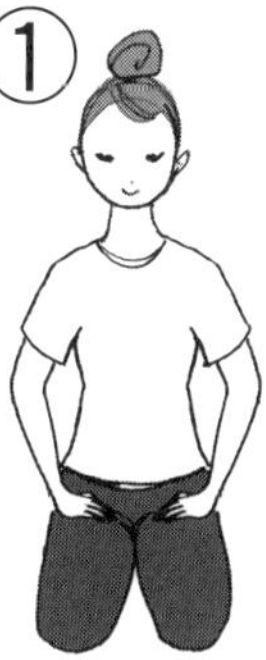

② 左足を寝かせ、右足を立てる

★右膝を折り曲げすぎないように。右足首を左ひざ頭の横のあたりに置きます

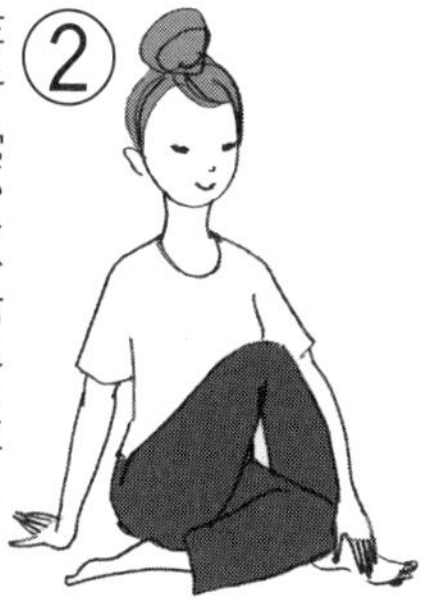

③ 息を吐きながら、左手を右足の外から足先に回し、右手は背中に当てる

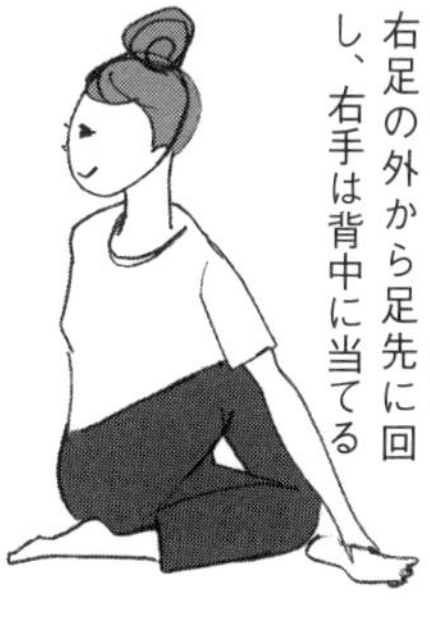

④ 上体を右にひねりながら、下腹をしぼって強く吐ききる

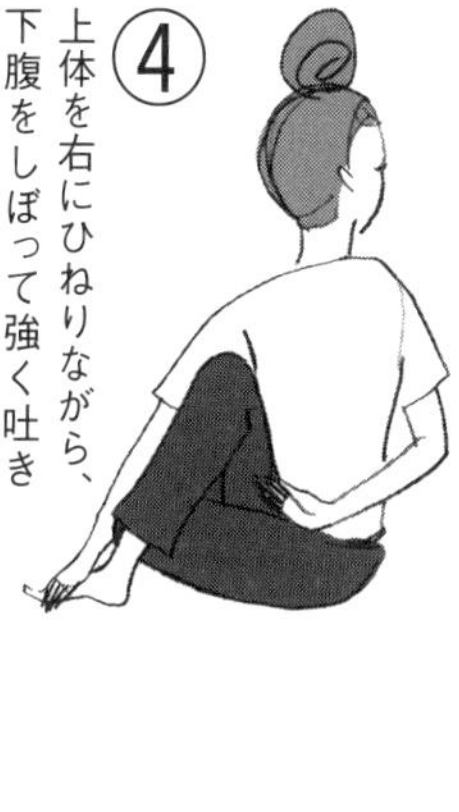

⑤ 静かに息を吸いながら、③から②に戻っていく

3回おこなったら、左右逆の動作をする

★腰を充分にひねることができない、なかなか手が足に届かないということがあるかもしれません。できる範囲でおこなってみてください

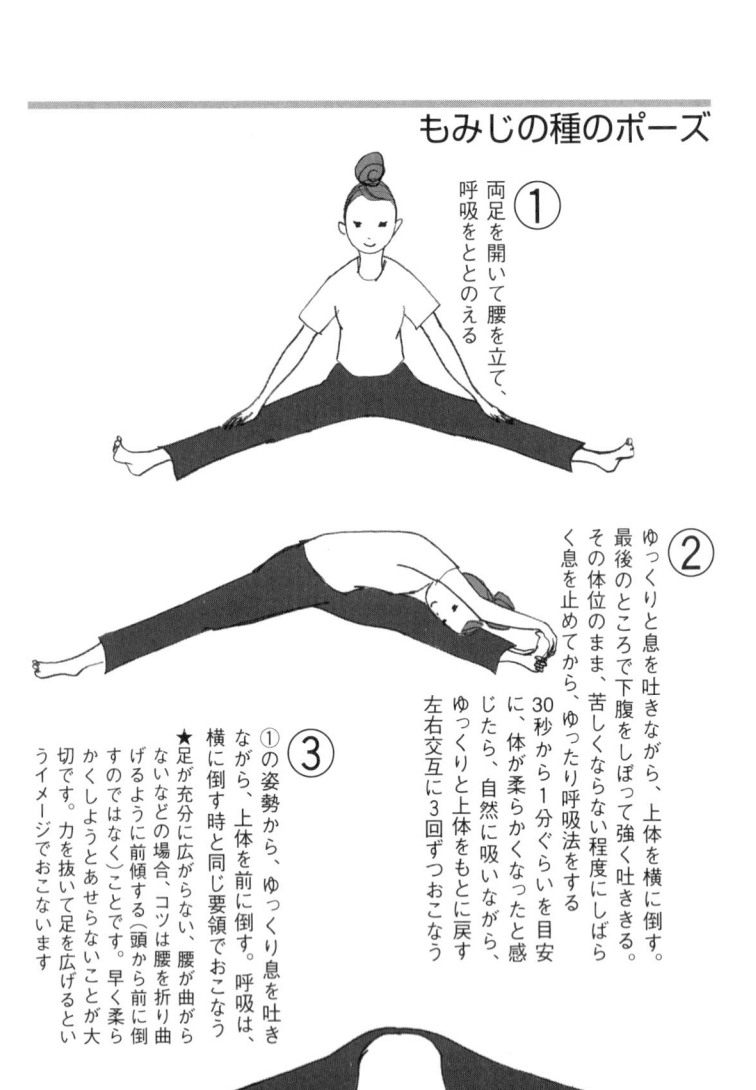

もみじの種のポーズ

①

両足を開いて腰を立て、呼吸をととのえる

②

ゆっくりと息を吐きながら、上体を横に倒す。最後のところで下腹をしぼって強く吐ききる。その体位のまま、苦しくならない程度にしばらく息を止めてから、ゆったり呼吸法をする

30秒から1分ぐらいを目安に、体が柔らかくなったと感じたら、自然に吸いながら、ゆっくりと上体をもとに戻す

左右交互に3回ずつおこなう

③

①の姿勢から、ゆっくり息を吐きながら、上体を前に倒す。呼吸は、横に倒す時と同じ要領でおこなう

★足が充分に広がらない、腰が曲がらないなどの場合、コツは腰を折り曲げるように前傾する(頭から前に倒すのではなく)ことです。早く柔らかくしようとあせらないことが大切です。力を抜いて足を広げるというイメージでおこないます

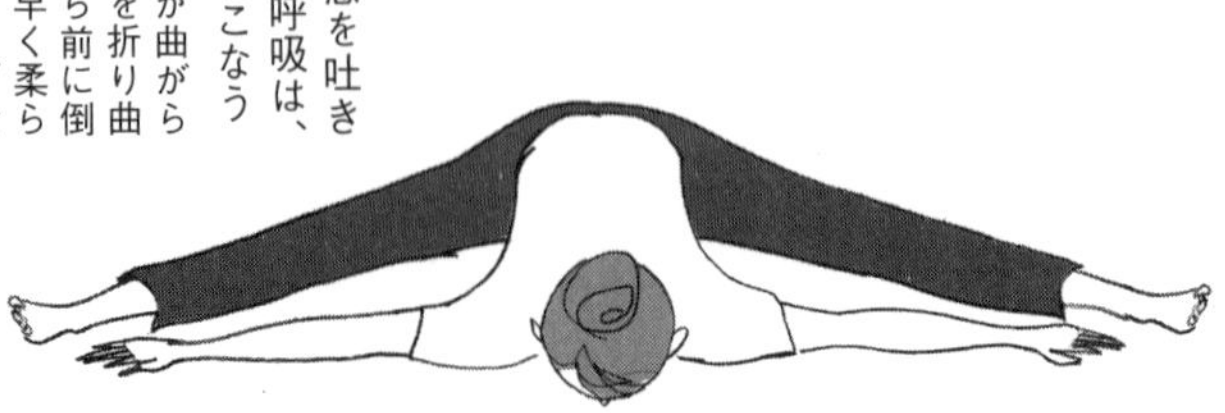

太陽礼拝

①自然に立ち、ゆったり呼吸法を3〜5回して、呼吸をととのえる

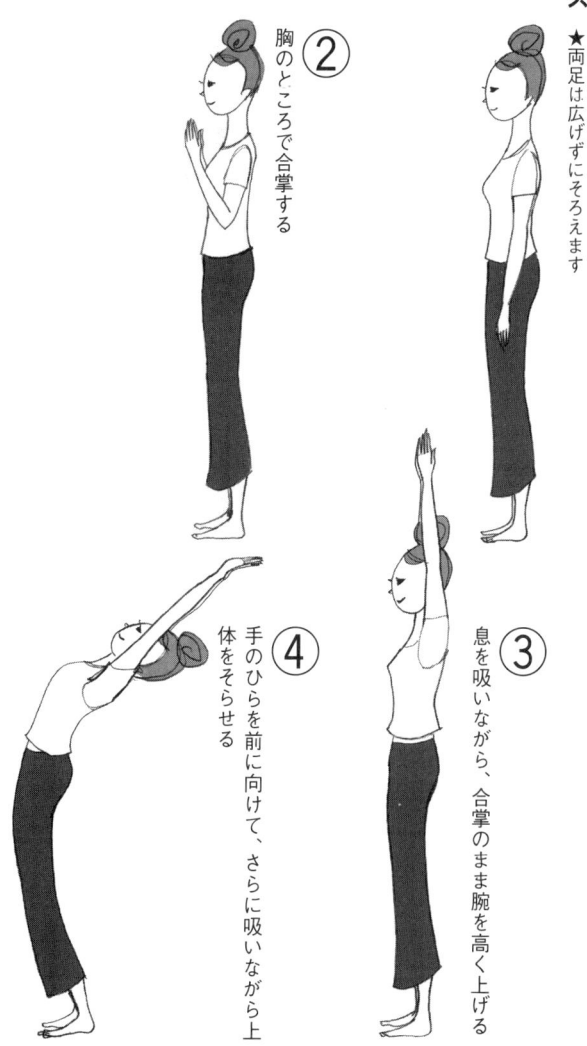

★両足は広げずにそろえます

②胸のところで合掌する

③息を吸いながら、合掌のまま腕を高く上げる

④手のひらを前に向けて、さらに吸いながら上体をそらせる

⑤ 吐きながら上体を垂直に戻し、さらに体を前に折り曲げていく

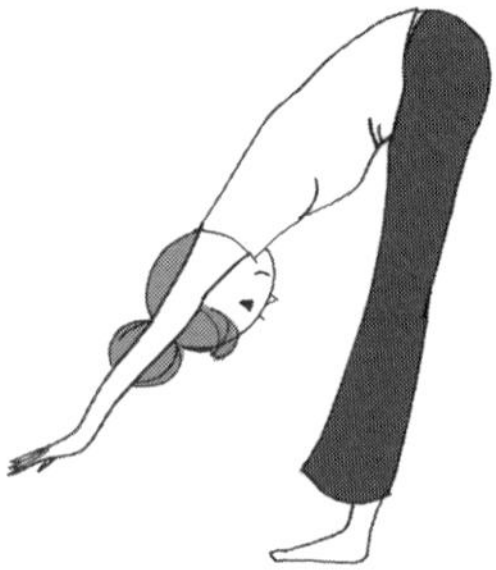

⑥ 両手を床につけ、下腹をしぼって強く吐ききる

★手が床に届かない場合は、膝を曲げておこないましょう

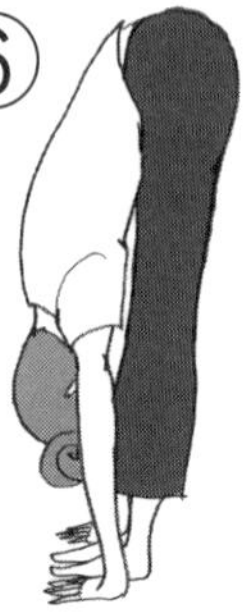

⑦ 吸いながら、左足を後ろに引く

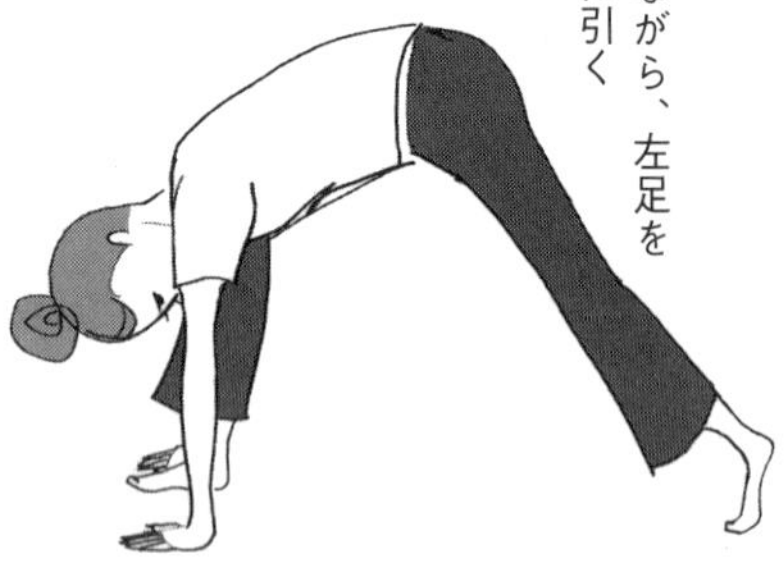

⑧ 腰を落として、顔を上げながら吸いきる

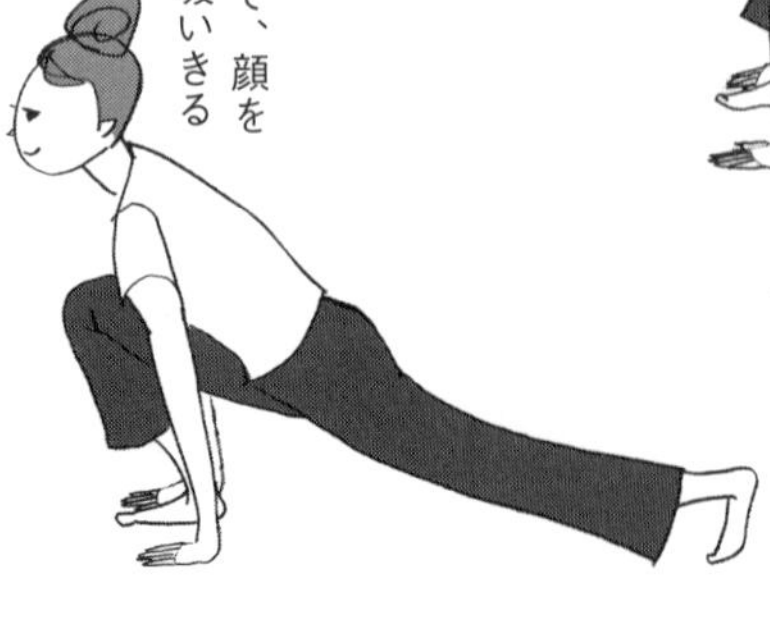

⑨
下腹をしぼって吐きながら、右足も後ろに引いて両足をそろえ、お尻を持ち上げて山の形になり、吐ききる
★山の形になった時、かかとを床につけておくこと

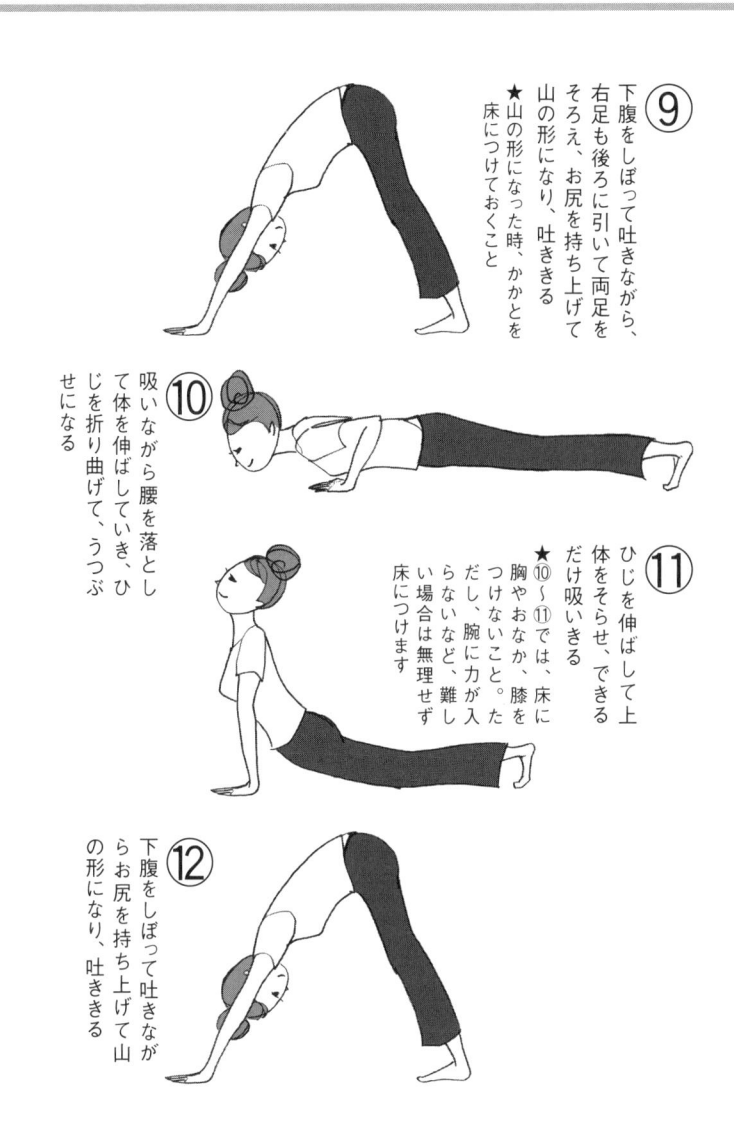

⑩
吸いながら腰を落として体を伸ばしていき、ひじを折り曲げて、うつぶせになる

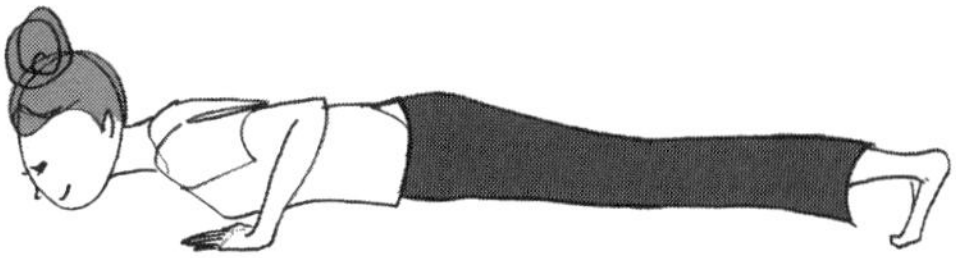

⑪
ひじを伸ばして上体をそらせ、できるだけ吸いきる
★⑩～⑪では、床に胸やおなか、膝をつけないこと。ただし、腕に力が入らないなど、難しい場合は無理せず床につけます

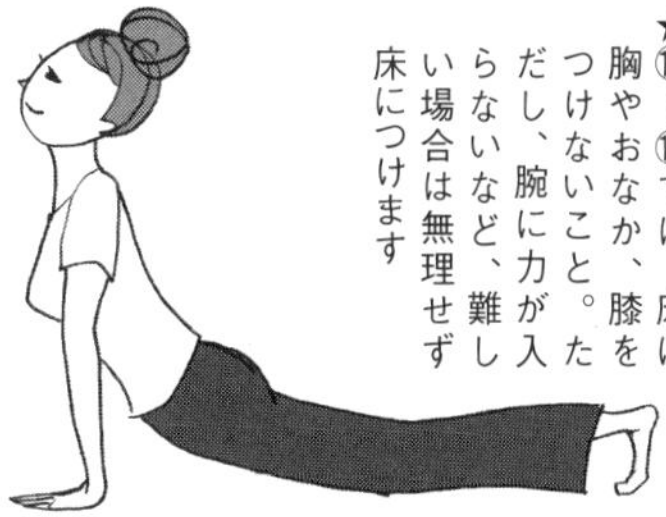

⑫
下腹をしぼって吐きながらお尻を持ち上げて山の形になり、吐ききる

⑬

吸いながら左足を前に出し、腰を落として顔を上げ、吸いきる

★この時、左足の位置が両手のひらと一直線になるようにそろうと、立ち上がった時に最初の立ち位置になります（手の位置まで左足を前に出すことが難しい場合は、無理をせず、適当な位置に足を置きます）

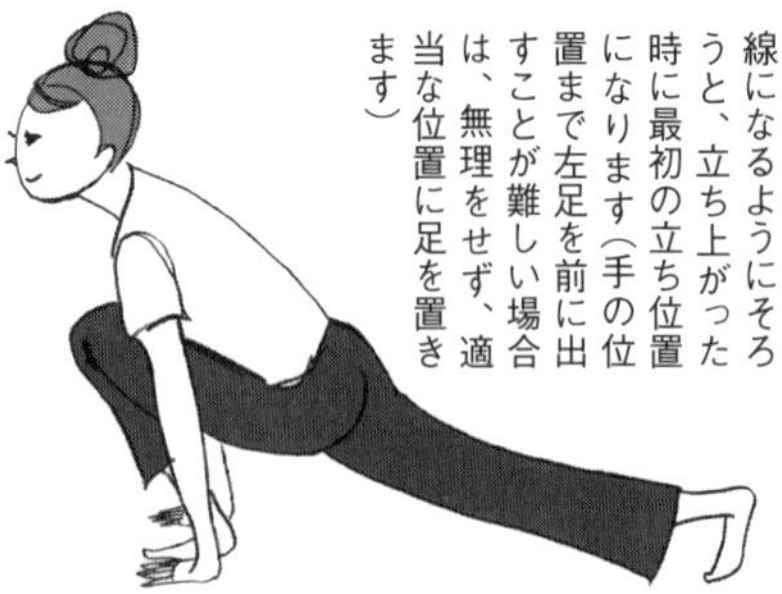

⑭

吐きながら右足を戻して左足にそろえ、両手を床につけたまま、上体を折り曲げる（膝を曲げてもよい）。最後に下腹をしぼって強く吐ききる

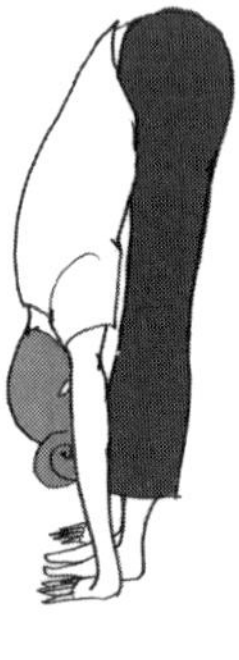

⑮

吸いながら上体を起こし、②の合掌の形に戻る

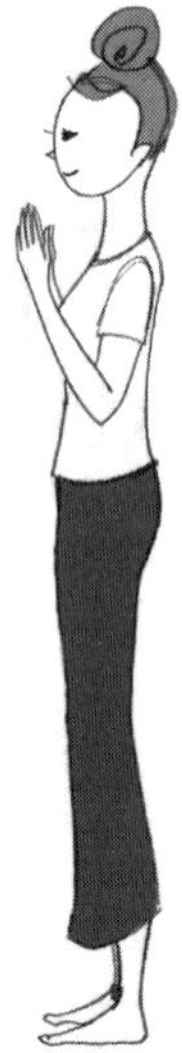

②〜⑮を3〜4回おこなったら①に戻り、呼吸をととのえる

生活の中の活力呼吸法とヨーガ

目覚めの時

「人間は朝目が覚めた時は誰でもうつだ」と言った人がいるそうです。朝の目覚めで「さあ今日もいい天気だ」と元気に起き上がって、一日を始められる人はどのくらいいるでしょうか。慢性的な疲れがあればなおのこと、目覚めた時から疲れていますね。布団の中で、しばらくは眠りたい欲求と理性のせめぎあいが続きます。

（もう少し寝よう）（早く起きろ、遅刻するぞ）

（もうちょっとでいいから……ね！　ね！）（何言っているんだ）

（もうちょっと……）（また駅まで走らなくてはならないぞ！）

私も歳をとるにつれて、夜中の睡眠時間が短くなってきました。そうすると、目覚めの時に疲労感が残ります。いったんトイレに行ってから、布団に戻ってモソモソします。そしてようやく起きるのですが、今度は昼間に眠くなります。背中のあたりに何となく違和感があったり、何か体調がすぐれません。

皆さんにもこのようなことがありませんか？　そんな時には、目覚めのヨーガがお勧めです。朝は、頭がぼんやりしていますね。だから、ぼんやりとヨーガをします。わざとではなく自然にぼんやりゆっくりとノソノソと始めるのです。ちょっと始めてみて「やっぱりめんどうだな」と思ったら、また布団にもぐって横になればいい、そのぐらいの気楽さがいいのです。

どっちみち朝は、体が硬くて思うようには曲がりません。

たとえば伸びのポーズでも、背中が思うように伸びません。だめならほかのポーズにしたり、ちょっと休んだりして、「また伸びのポーズをしてみようかな」と思ったら、やってみます。さっきよりも少し伸びます。そういうことをくり返していると、自然にちゃんとできるようになります。「さあ、元気に体操をしましょう」というのは、目がパッチリと覚めてからすることです。

そのうちに、呼吸法ができるようになります。つまり、おなかに力が入るようになるのです。目が覚めてきた証拠です。下腹に力を入れるには、かなり覚醒している必要があるからです。

そして、充分に体が柔らかくなってきたなと感じられたら、おしまいにします。

呼吸法とヨーガの組み合わせによって、筋肉に力を入れることで脳が刺激されて目が覚めるのです。体調がすこぶる良くなり、日中も気持ちよさが続いて体が軽くよく動きます。

寝床でおこなうヨーガの組み合わせをご紹介します。時間は、一回なら三分間。三回くり返すならトータルでだいたい一〇分ぐらいでしょう。

[目覚めのヨーガ]

- 亀の産卵のポーズ1（167頁）
- 亀の産卵のポーズ2（168頁）
- アーチのポーズ（169頁）
- ガス発散のポーズ（170頁）
- ワニのポーズ（171頁）
- 伸びのポーズ（145頁）
- コブラのポーズ（146頁）

お休みの前に

私のヨーガのクラスでは、寝る前にヨーガをしていると報告してくれる人がたくさんいます。一日の疲れは、背中に集まります。おもに背筋を伸ばすポーズを選びました。最後にサバアーサナでゆったり呼吸法をしていると、いつの間にかぐっすり。朝の目覚めは爽快です。
特に、いつも寝つきが悪いという方は、ぜひ試してみてください。

[寝る前のヨーガ]

●伸びのポーズ(145頁)

●準・蓮の花のポーズ(189頁)

股関節と足首を柔らかくします。特に足首が硬いと膝が浮いてしまいます。そういう時はもの下（会陰部）にかかとを当てておこないましょう。かかとと股関節が柔らかくなってくると、ももの上に乗るようになります。

●かがむポーズ(190頁)

足がちゃんと組めて、かがむポーズができるようになると、「ヨーガができるようになったな」と実感が湧いてきます。かがむポーズは、とても気持ちがいいのです。

●ゆらぎのポーズ(191頁)

三日月のポーズと同じで、ふだん使わないわき腹を伸ばします。肩こり、歯茎が痛む時に効果があります。右側が痛む時は右のわき腹を充分に伸ばしましょう。頭で組んだ手で右の首筋を伸ばすようにすると、さらに効果的です。左側が痛む時は逆にします。

●コブラのポーズ（146頁）
●鋤《すき》のポーズ（176頁）
●サバアーサナ（146頁）

眠れない時

睡眠障害にはいろいろな原因がありますから、ヨーガと呼吸法ですべて解決というわけにはいかないと思いますが、まず次のことは試してみるといいでしょう。

①運動習慣を身につける

運動不足で、睡眠が浅いことがあります。精神的な疲れであれば、気が立って眠れないということがありますが、適度な運動での疲れは効果のある睡眠薬になります。

②鋤のポーズ（176頁）をする

背中が縮んでいると寝つけないことがあります。そこで、眠れない時は寝床で鋤のポーズを試してみてください。それだけで眠れてしまうこともあります。

前述のように「寝る前のヨーガ」は寝つけない時に効果がありますが、特に疲れすぎて気持ちが高ぶり眠れないという時などは、「伸びのポーズ」のあとに「もみじの種のポーズ（178頁）」

をして、最後に「鋤のポーズ」で充分に背中を伸ばすとよく眠れます。

③ゆらぎを利用する

特に眠れない時には、身心のゆらぎをうまく利用するコツをつかんでおくと役に立ちます。睡眠に引き込まれるのは、息を吐く時でしょうか、それとも吸う時でしょうか。それを観察してみてください。

吐ききってから吸いはじめる一瞬、睡眠に引き込まれます。一瞬寝て、一瞬目が覚めて、ということが起こっています。目が覚めている時のことは放置して、一瞬寝た時だけ「ああ、この感覚だな」と自覚していると、いつの間にか眠ってしまいます。これがゆらぎの利用法です。

準・蓮の花のポーズ

①
両足を前に出し、長坐姿勢になる

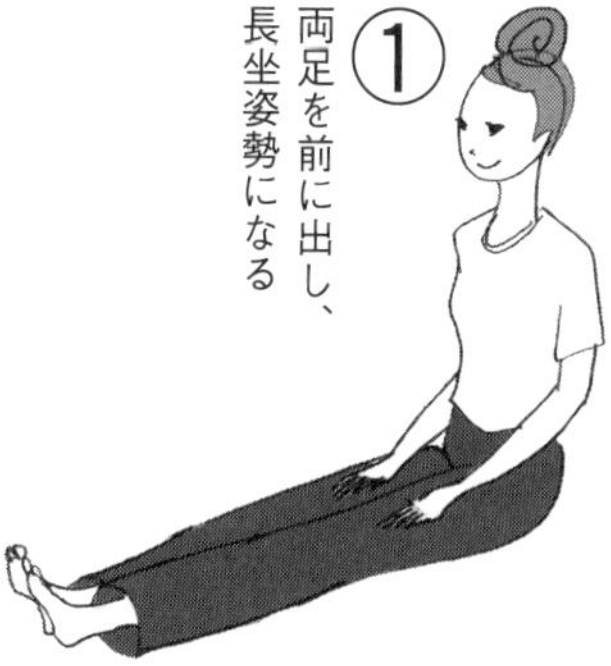

②
片足を反対側の足のももの上に乗せる

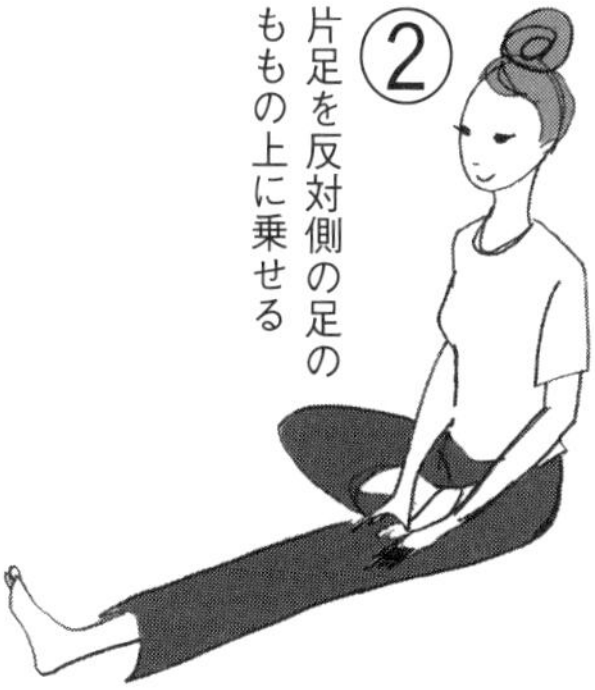

③
息を吐きながら上体を倒していき、伸ばしているほうの足のつま先を手前に引き寄せてアキレス腱を伸ばすようにする。最後に強く吐ききってから、ゆったり呼吸法を３回以上して、静かに上体を戻す

★手が届かない場合は無理につま先をつかもうとせずに、手を前に出すだけでＯＫです

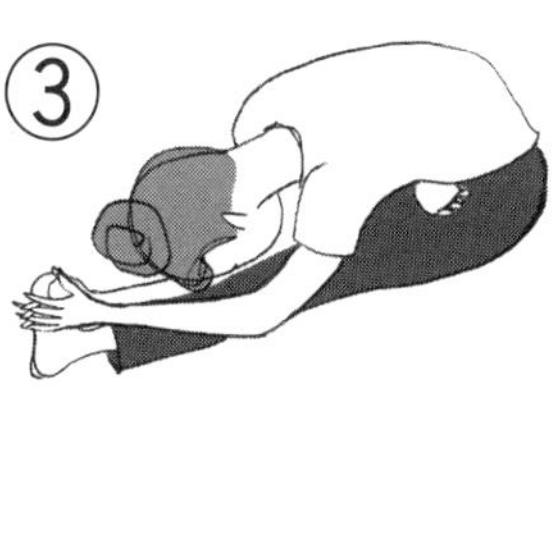

②～③を３回おこなってから、左右の足を入れ替えて同様におこなう

かがむポーズ

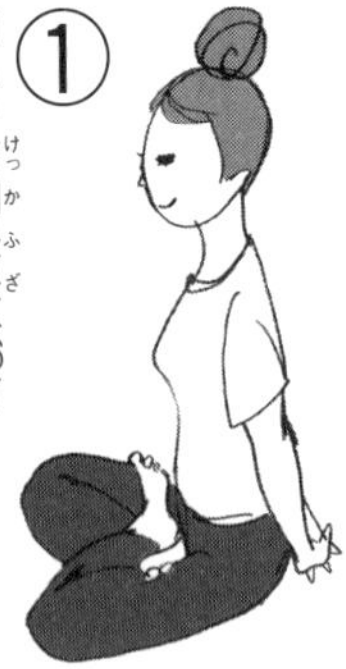

①
両足を結跏趺坐《けっかふざ》(216頁〜217頁参照)の形に組んでから、腰の後ろで両手の指を組んで、呼吸をととのえる

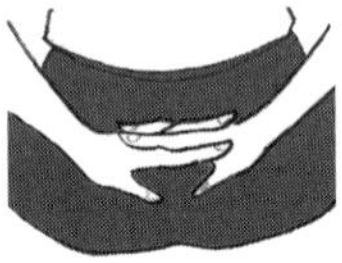

②
組んだ手を、親指を下側から回して反転する

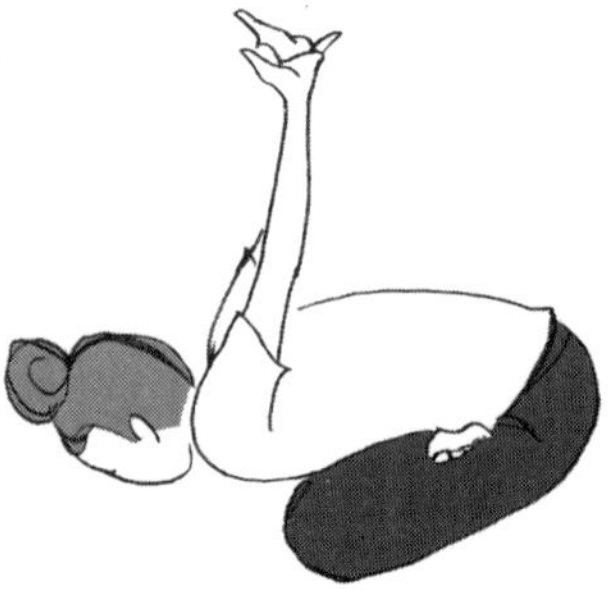

③
息を吐きながら、上体を前に大きくかがめていき、腕をできるだけ高く上げる。最後に強く吐ききってから、ゆったり呼吸法を3回以上して、上体を戻す

①〜③を3回おこなう

ゆらぎのポーズ

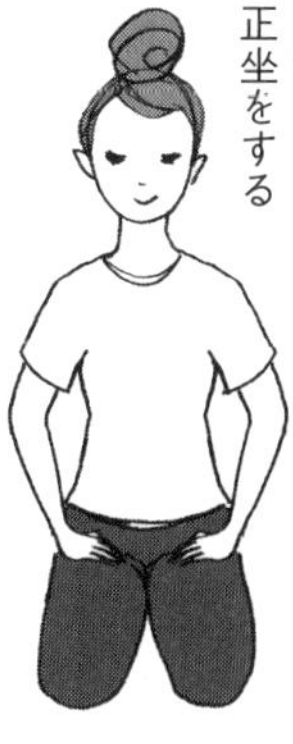

① 正坐をする

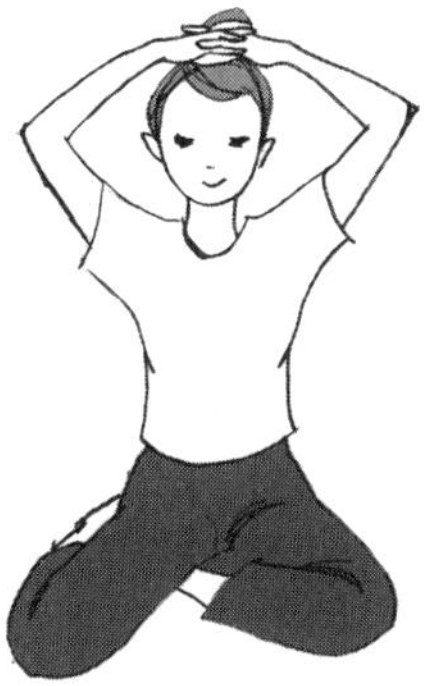

② 足を横にずらして横坐りになり、頭のてっぺんで両手を組む

★この時、できるだけひじを広げておくことが大切です

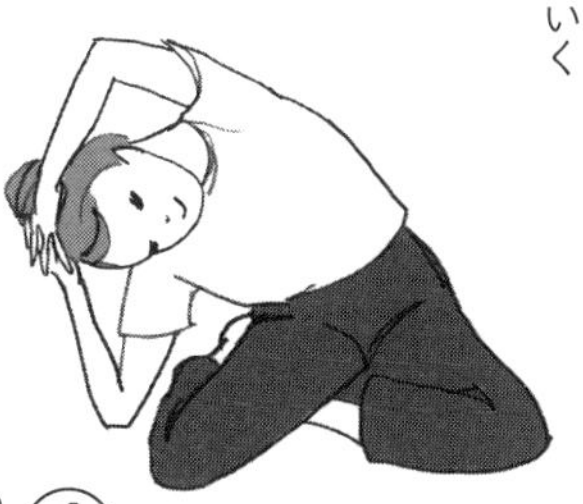

③ ゆっくりと息を吐きながら、足を出した側に体を倒していく

④ ゆっくり吸いながら上体を戻す

②～④を3回おこなったら、出す足を替えて同様に3回おこなう

いざという時の活力呼吸法とヨーガ

困った時の呼吸法

第1章の中の「ビジネスマンのオーバートレーニング状態」で、ビジネスマンのための呼吸法のプログラム作りをしていることを書きました。このプログラムでしばしば話題になったのは、さまざまなビジネス・シチュエーションで困った時の呼吸法の使い方です。

「困った」という場面は、なにもビジネスの時だけでなく、日常的に起こりうることなので、そういう時の呼吸法を身につけておくとたいへん役立ちます。

いろいろな「困ったな」がありますが、そんな時は次のいくつかを試してみましょう。共通していることは「下腹筋を意識してしぼって吐く」ことですが、それぞれの状況に応じたちょっとしたコツをご紹介します。

①あがりそうな時

プレゼンテーション、試合、発表などを前にして、「あがりそうだ。困ったな」ということは誰にでもあります。大きなことを前にして、気持ちが高揚するのは自然なことです。それをマイナスにとらえず、「ワクワクする」とか「気持ちが引きしまる」というようにプラスに表現することもできます。

問題は「あがった」とか「困った」と意識されることにあると思います。それは「うまくいくだろうか」「失敗しないだろうか」「物笑いの種にならないだろうか」というように、結果を先取りして心配することが原因です。このような心配が消えればいいわけです。

それには、活力呼吸法が功を奏します。

活力呼吸法を始めるのは、本番の一時間ぐらい前からがいいでしょう。

まず、二段式呼吸法を四回ほどします。それからゆったり呼吸法を続けます。それだけです。くり返しますが、活力呼吸法で息を吐く時に下腹を意識してしぼっていると、自然に深く吐くようになっていき、それで落ち着いてきます。そして、ふいに「何ともないな」という心の響きを感じます。ごくかすかな響きとしてしか感じられないかもしれません。それでも、そういう響きを感じたらしめたもの、もう心配はいりません。平常心でその場に臨めます。

この「何ともないという心の響きを感じると、もうあがらなくなる」というところがポイントです。最初のうちはなかなか感覚がつかめないかもしれませんが、何度か実験しているうちに、必ずこのポイントがわかるようになります。これは自分の強力な味方になってくれます。

②自分で自分が自由にならない

なかなか決断できない、つい意地を張ってしまう、謝りたいのに謝れない……。素直になろうと努力して素直になれる人は、うらやましいと思います。私はなかなか素直になれません。しかたがないので、ゆったり呼吸法で活力呼吸法をします。そうすると、何気なしに自然なふるまいに戻っています。

自分で自分が自由にならないと、なお自分にこだわってしまいがちですが、呼吸法をすると意識が下腹に落ち着いて自由な自分が戻ってくるのです。

じっくり時間をかけて活力呼吸法をしましょう。

次の③から⑥は、突然何かあった時の緊急避難的な呼吸法です。

③固まってしまった・あがってしまった

本当にあがってしまった時は、どのように対処したらいいでしょうか。

たとえば、営業で顧客と話している時に、体が固まってしまった、という場合です。営業職の方から「そういう時はどうしたらいいでしょうか」という相談を受けることがあります。

固まってしまう例としてよく出されるのは、暗闇の中でヒモのようなものを見た時に、「あっ、蛇だ！」とギョッと立ちすくんでしまう話です。「なんだ、ヒモだったのか」と気がつくと、ほっとして力が抜けます。

蛇もビジネスの相手も同じです。相手の素性も気心もわからない時には、私たちはまず警戒しますね。そして、相手のことがわかるにつれて緊張が解けていきます。しかし、一度体が固まってしまうと、簡単には戻らないことも多いと思います。

体はカチカチで顔もこわばっています。そのことを相手に悟られてはこの交渉は失敗するかもしれません。だから、悟られまいとしてなお緊張します。そうすればするほど、よけい顔がこわばります。

壇上で話をしなければならない時も同じですね。胸がどきどき、手が震え、顔が蒼白になります。そんな時、聴衆に悟られては台なしになります。

同じような条件がそろえば、これは誰にでも起こりうることです。

でも、「固まっちゃったな」と気がついた時がチャンスです。そうなっている自分の身体に意識が向いて、肩や首がコチコチに固まっているのがわかるでしょう。呼吸も、息を吸ったままの浅い呼吸になっているはずです。

まず、下腹をしぼって一呼吸。

息が吐ければ力が抜けはじめます。

最初の一呼吸が浅かったら、次にはもう少し深く、三呼吸目にはもっと深く吐けるようになります。

自然に顔はほどけてくるでしょう。動悸も収まり、肩から指先の緊張もほぐれます。

また、あがってしまっても、「あがらないやつなんかいるものか」「固まって当然だ」と思えれば、気にならなくなります。気にならなければ、自然に力が抜けてきます。「もっと固くなれ」とか「もっとあがれ」と心の中で言いつづけることも、気にならなくなるための一つの方法です。これは、かなり効果があるはずです。

そんなことを言われても、自分に言い聞かせるだけでは簡単に自分の心は操作できない、と思われるかもしれません。でも、呼吸法が習慣化していれば、そう思えるような余裕ができるのです。ぜひ試してみてください。

④あせって息継ぎができない
息が切れて話ができないことがあります。たとえば、大あわてで電話に出た時に、息継ぎがうまくできないことはありませんか。また、たくさん話さなければならないことがある時にも、全部を一気に伝えようとして、そのようになることがあります。

どうしたらいいでしょうか。

面談の場合には、タイミングを計ってトイレに立って、ゆったり呼吸法をするのが一番良いでしょう。時間は三〇秒から一分間ぐらいで大丈夫です。その間だけ面談から意識を切り離して、下腹をしっかり意識すると効果があります。

席をはずせなければ、いったん聞き役になりましょう。こちらがあわてて息もつかずに話していたら、相手は自分も話したくてうずうずしているはずです。相手に話をゆずって、その間に、とにかく深く吐くことを試みます。自然にゆったり呼吸ができるほどに落ち着いたら、タイミングを見て話しはじめればよいのです。相手も耳を傾けてくれるはずです。

電話なら、おじぎをしながら話すのを試してみてはいかがでしょうか。できるだけ腰を深く折るようにして、受話器を耳に当てたままおじぎをします。呼吸法のことはあまり気にせず、ただ息を吐きながらこのしぐさをくり返しおこなうと、それだけで吐く息が深くなります。

⑤顔が真っ青、頭が真っ白

大失敗をしてしまった…。思いがけないクレームの電話だ…。想定外のことだ…。

頭が真っ白になって、どうしていいかわからない。

あわてふためくと、何をしても逆効果になることもまた、私たちのしばしば経験するところではないかと思います。

買ったつもりがないのに高額な請求書が来たとか、あるいは振り込め詐欺のような電話を受けてパニックになってしまうことだってあるでしょう。

知人からこんな体験談を聞いたことがあります。

「お嬢さんが事故を起こした。××の口座に示談金を振り込んでくれ」という内容の電話とともに「お母さん助けて」という女の子の声が聞こえてきた。思わずあわててしまった。けれども、娘は外国に留学中。電話はうそだと気がついて、事なきを得たそうです。

いつどこで何が起きるかわかりません。

もともと太っ腹な人なら大丈夫かもしれませんが、こういう時に落ち着いて対処するには、やはりゆったり呼吸法です。とっさにすぐにできるように、日頃から練習しましょう。

もし気が動転してしまうようなことが起こったら、③の「固まってしまった」時の対処をします。

⑥パーティーなどで急に指名された時

緊急の時には呼吸法だけが頼りになります。なぜなら、呼吸法は相手に気づかれないで効果を上げられるからです。

急に指名されて、みんなの前で話をしなければならない時は、最初の挨拶でゆっくりとおじぎをするのがよいかもしれません。一回で効果があります。

おじぎをしながら、思いきり吐ききるハードな二段式呼吸法をするのです。あまり人に気づかれずにできる気分転換法といえます。第1章でご紹介した社会不安障害を克服したNさんは、この方法を使って成功していると言っています。

ただ、これもやはり、ふだんからの練習が必要です。活力呼吸法の予備練習としてご紹介した「おじぎのポーズ」(96頁)で練習しておきましょう。ふだんしていないことは、いざという時にはまったく役に立たないからです。

ルーチン化した動作を決めよう

決まった動作を決めておいて、いつも同じことをするのも効果があります。

ルーチンという言葉がありますね。イチローのしぐさが特に有名ですが、野球選手はみんなバッターボックスに入る前にルーチン化した動作をやっています。

ビジネスマンもよくやっています。

たとえば、顧客を訪問する時、トイレに入って鏡を見ながらネクタイを直します。これは、お客様に失礼にならないようにということだけではありません。意識して決まった動作をすることで、「うまくいくだろうか」とか「あの人は苦手だ」「今日失敗をすると契約できない」などという外へ向かった心配から、注意が身体感覚に移るという効果があります。

自分を取り戻すことと、身体感覚を取り戻すことは同じだと考えて、自分なりの決まった動作を決めておくと、いつでも落ち着くことができるのです。

下腹筋を意識してしぼる効果

以上、困ったなという時の対処方法を述べてきましたが、なぜ活力呼吸法に効果があるのかをひとことでまとめると、「下腹筋を意識してしぼる」からです。

困っている時は、自分で自分が思うようにならないのですが、こういう時は意識が胸から肩、頭に上がっています。肩、首に力が入っていますね。この力を下腹筋に移動することで、意識が自分自身に向かい、自分を取り戻すことができるのです。

そのようなわけで、呼吸法と一体となった動作の習慣を身につけておけば、さらに効果が上がるはずです。呼吸法と下腹、腰、下肢を連動させた簡単なアーサナを習慣化しておくのです。立位でできるヨーガを一つ二つやるだけでも効果があります。

くり返しますが、ふだん練習していないで、その時になってあわてて呼吸法やアーサナをしようとしてもできません。日常的に実践していることが大切です。

職場でもこんなポーズならできます

職場などでも立位でできる簡単な五分間ヨーガをご紹介しましょう。ほとんど椅子に腰かけたままでもできます（「四股《しこ》ふみ」と「ボール大回転」は立っておこないます）。首と腕の脱力体操は第3章でご紹介したものを、立位や腰かけた状態でおこなってください。

大きな動きも小さな動きも、呼吸に合わせて、比較的リズミカルにやりましょう。仕事で集中力が戻ります。

［職場でできる五分間ヨーガ］

- 首の脱力体操：各二〇回（136頁）
- 腕の脱力体操：各二〇回（138頁）
- 立位のガス発散のポーズ：左右三回ずつ
- 四股ふみ：左右三回ずつ

●ボール大回転：左右三回ずつ
●開花のポーズ（ブルーミング）：三〜四回

立位のガス発散のポーズ

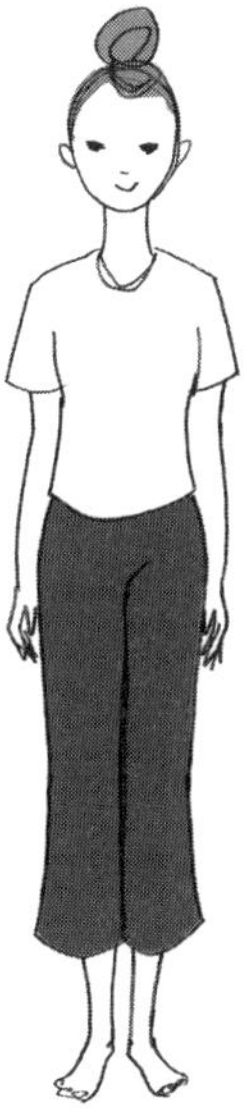

①
自然にゆったりと立つ

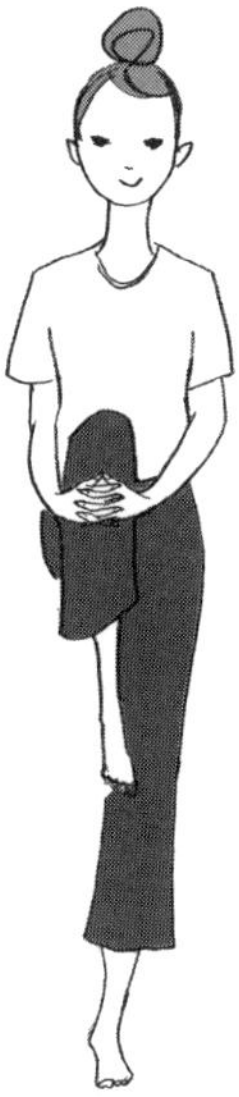

②
息を吸いながら、右足の膝を折り曲げて、ももを下腹に押しつける

③
吐きながら足を下ろして、
①に戻る
左右の足を交互に3回ずつおこなう

四股（しこ）ふみ

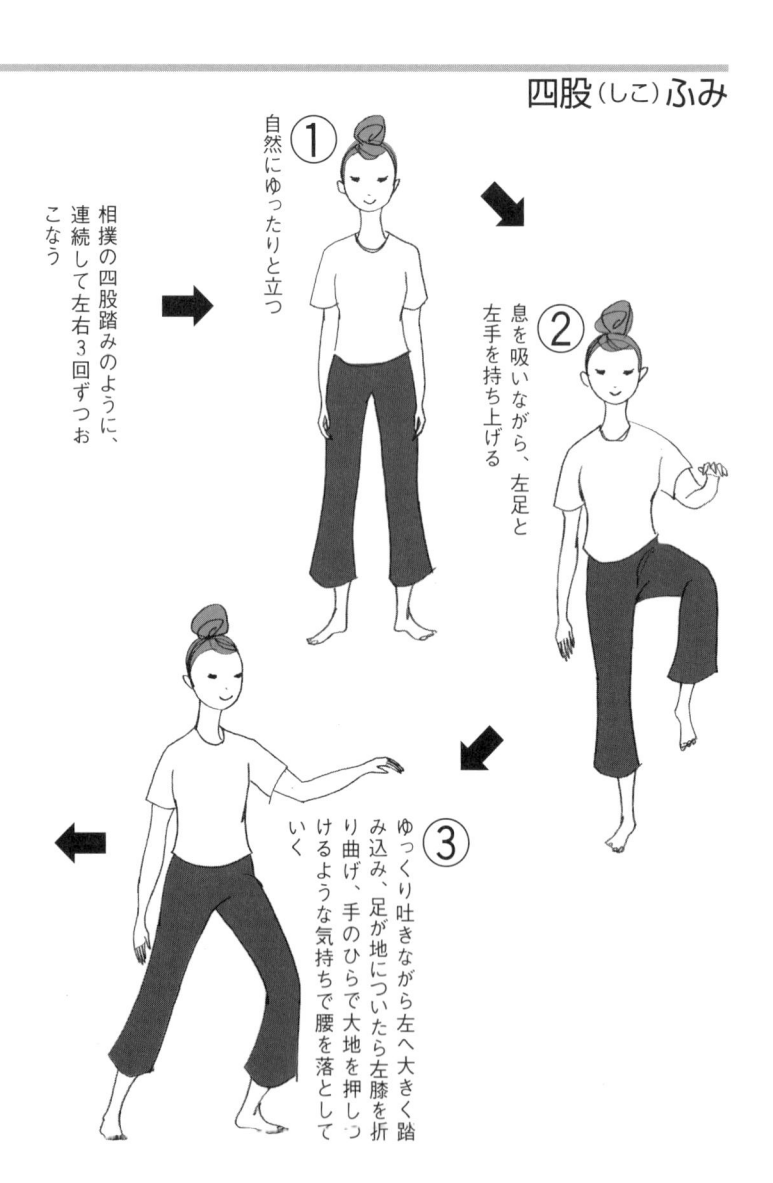

①
自然にゆったりと立つ
②
息を吸いながら、左足と左手を持ち上げる
③
ゆっくり吐きながら左へ大きく踏み込み、足が地についたら左膝を折り曲げ、手のひらで大地を押しつけるような気持ちで腰を落としていく
相撲の四股踏みのように、連続して左右3回ずつおこなう

④

最後にぐっと腰を落としながら、下腹をしぼって強く吐ききる

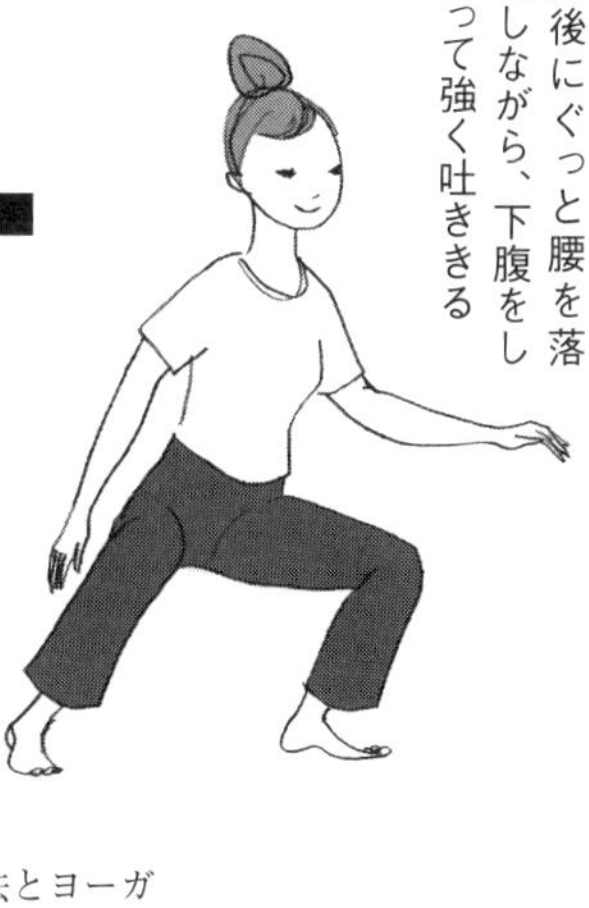

⑤

ゆっくり吸いながら腰を戻し、右足を引き寄せて右手を持ち上げる

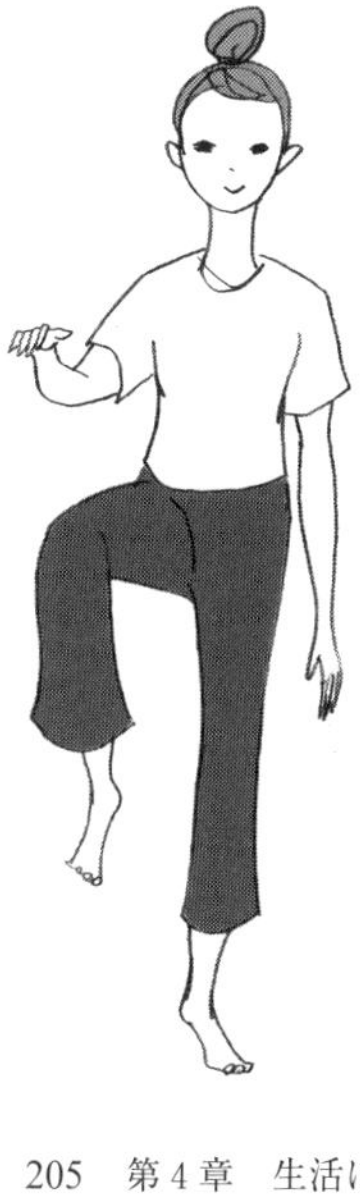

⑥

ゆっくり吐きながら右へ大きく踏み込み、足が地についたら右膝を折り曲げ、手のひらで大地を押しつけるような気持ちで腰を落としていく

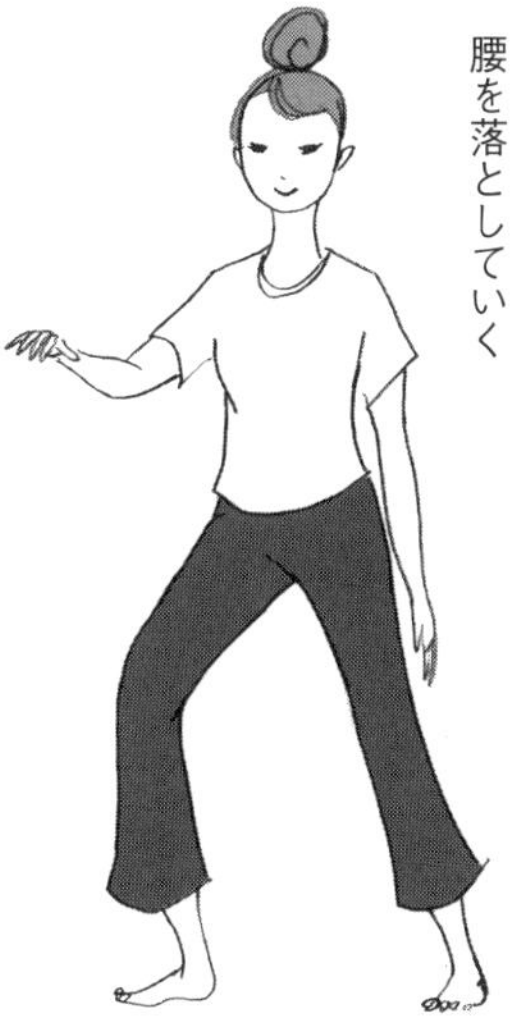

⑦

最後にぐっと腰を落としながら、下腹をしぼって強く吐ききって①に戻る

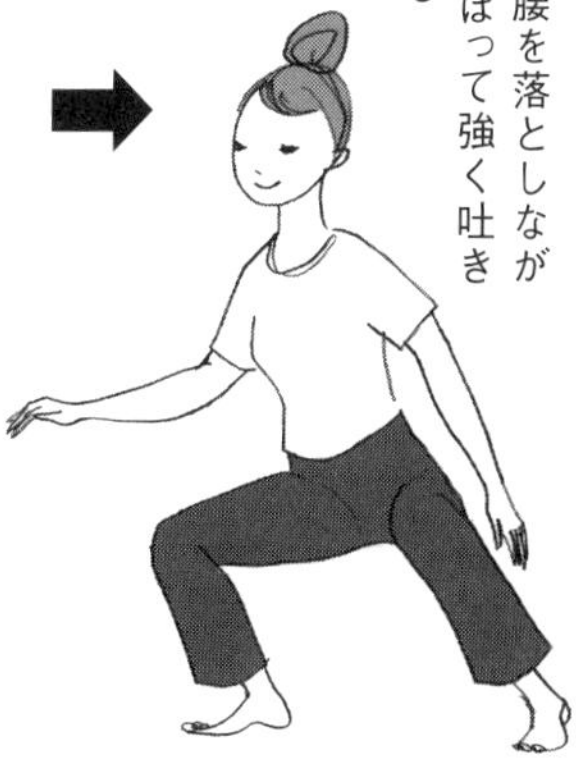

ボール大回転

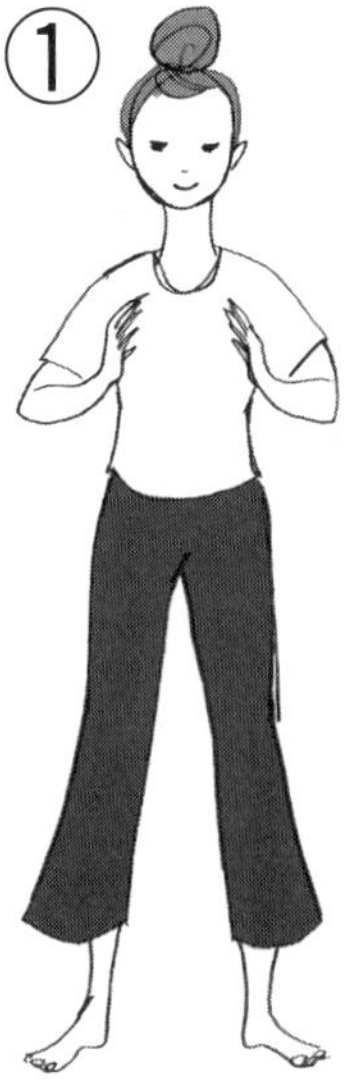

①胸の前で直径20センチぐらいのボールを持っているイメージで、両足を開いて立つ

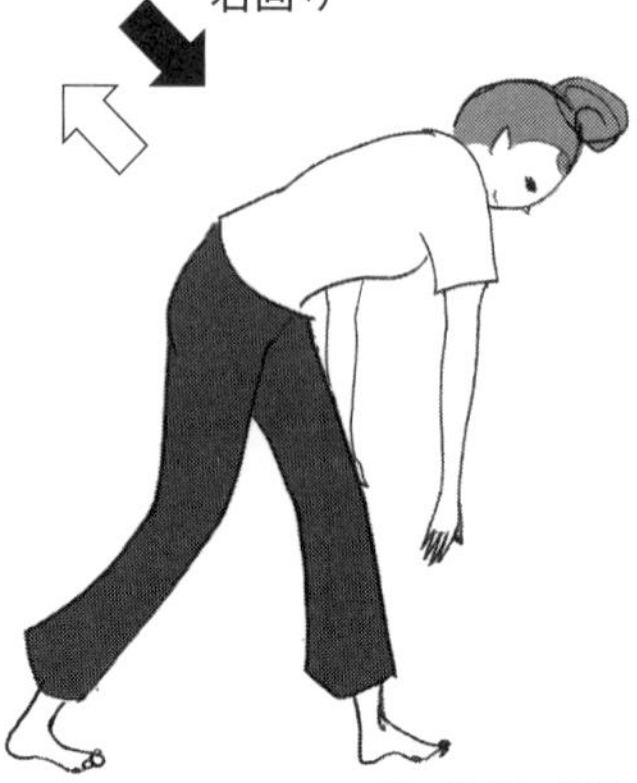

右回り

②下腹をしぼって息を吐きながら、ボールを左足の後ろ側に下ろしていく

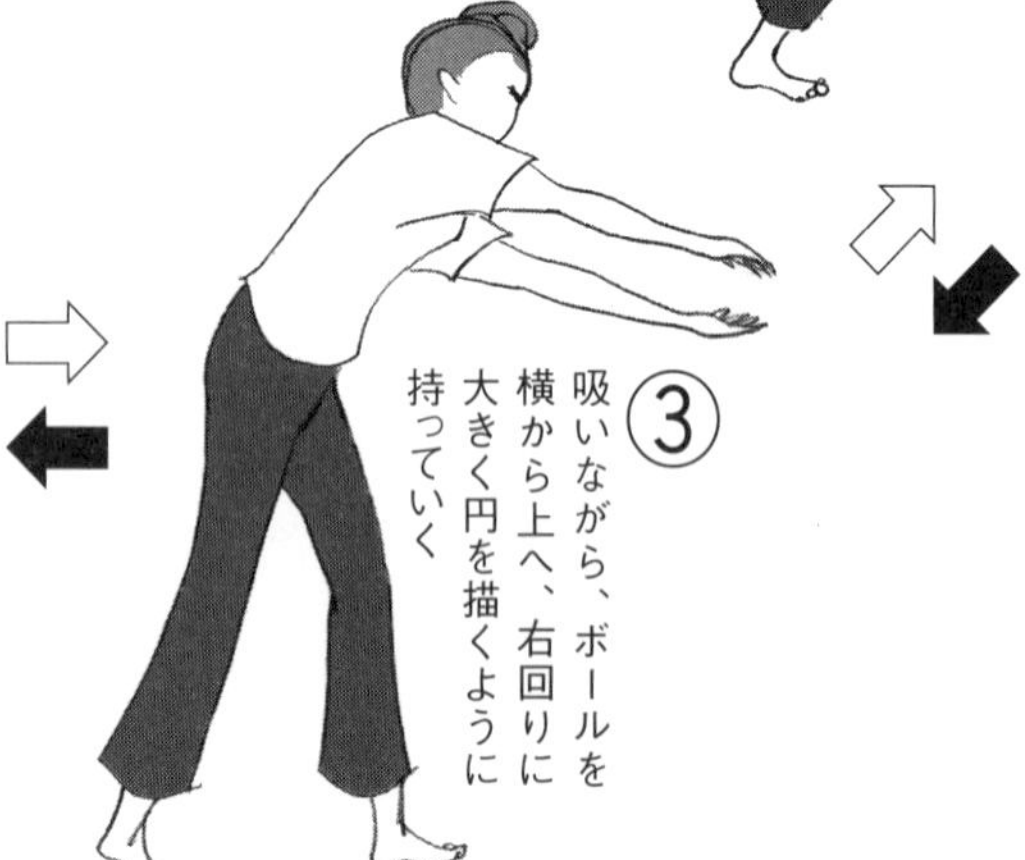

③吸いながら、ボールを横から上へ、右回りに大きく円を描くように持っていく

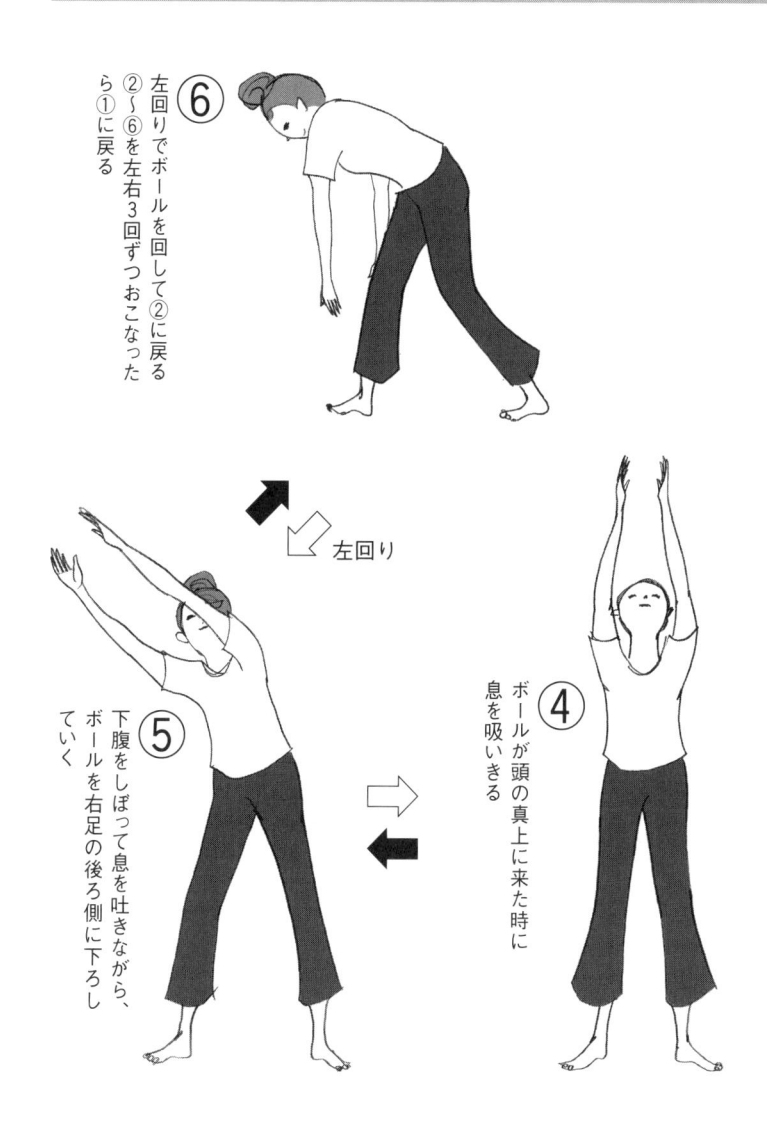

⑥ 左回りでボールを回して②に戻る
②～⑥を左右3回ずつおこなったら①に戻る

④ ボールが頭の真上に来た時に息を吸いきる

⑤ 下腹をしぼって息を吐きながら、ボールを右足の後ろ側に下ろしていく

開花のポーズ（ブルーミング）

①

両手で脇腹をはさむようにしてみぞおちに手を当て（手のひらが水平になる）、呼吸をととのえる

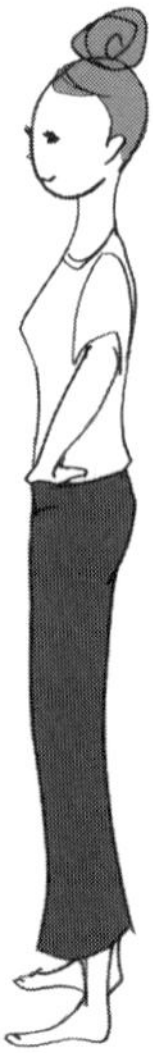

②

みぞおちを押し込むように上体を前屈させながら息を吐いていき、最後に強く吐ききる

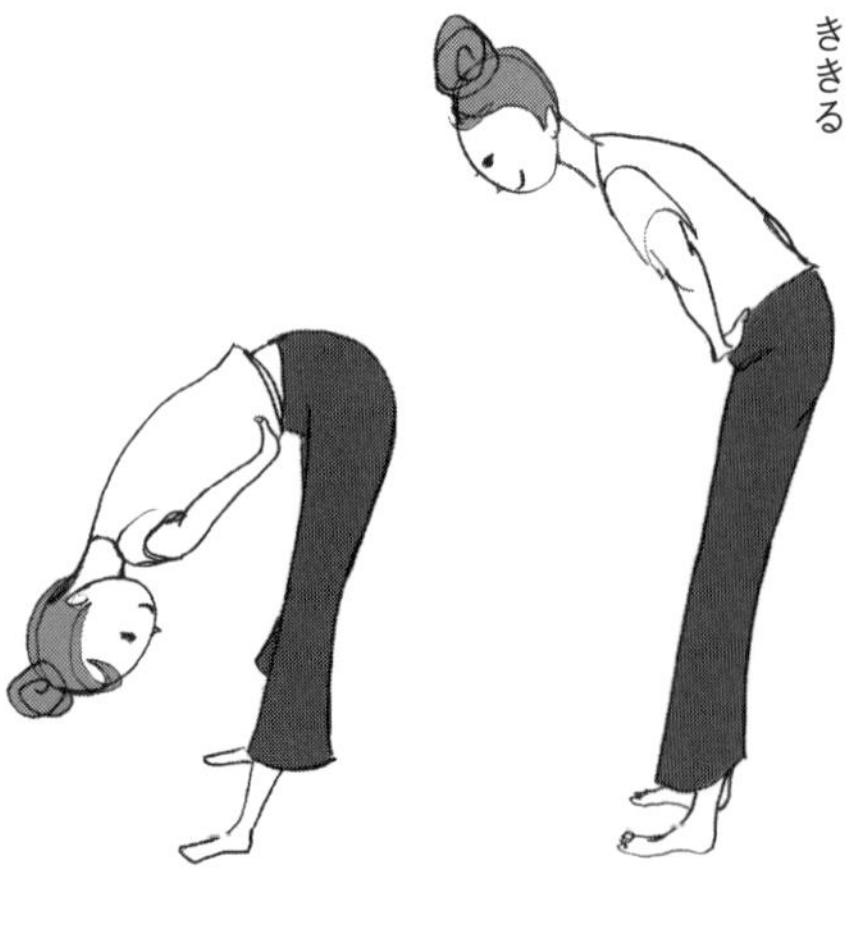

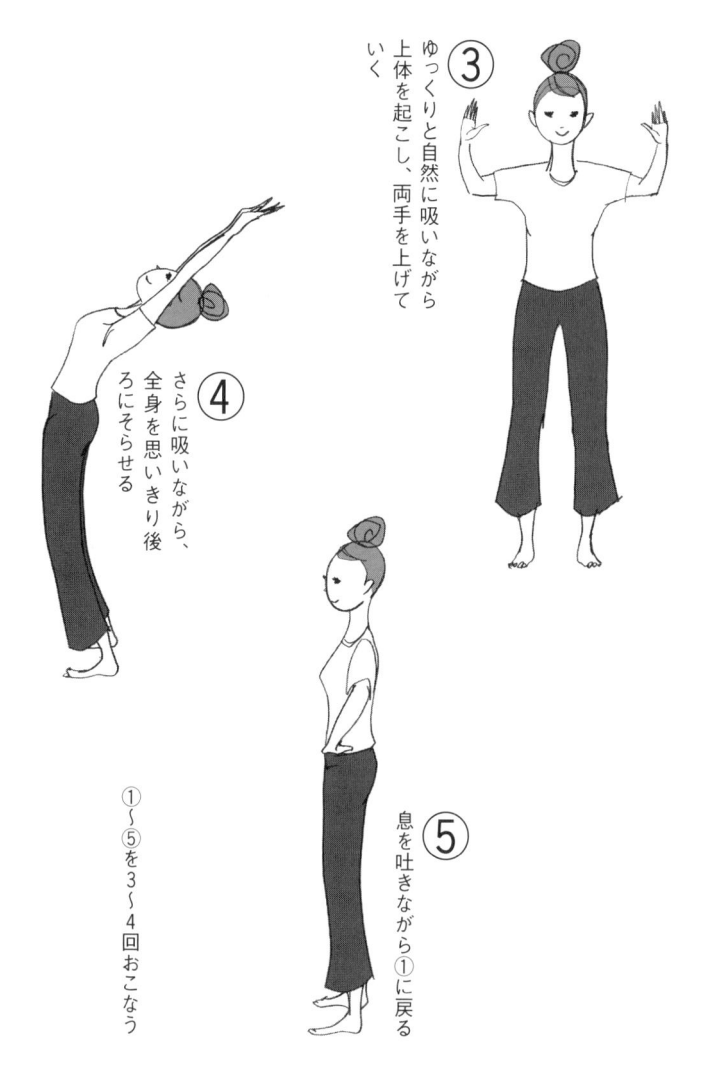

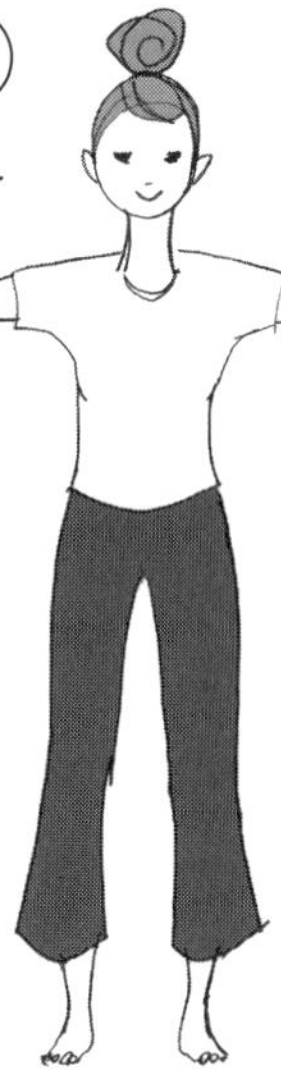

③ ゆっくりと自然に吸いながら上体を起こし、両手を上げていく

④ さらに吸いながら、全身を思いきり後ろにそらせる

⑤ 息を吐きながら①に戻る

①〜⑤を3〜4回おこなう

毎日をポジティブにする活力呼吸法とヨーガ

うつ気分の時

誰でもうつの気分の時があっておかしくありません。そんな時は、体を起こしているのだって苦痛です。一日中、コタツに入っていたい気分です。

気力がなえている時は、体は重いし、力が入らない。指一本動かす気にもならない。物を持ち上げようとしても、とても重たく感じられます。歩こうにも、足に力が入りません。ようやく動かせるものの動作がのろのろとして、とても普通には歩けません。人差し指を折り曲げるという動作すら、大変な心的エネルギーを必要とします。

そうなって初めてわかるのではないかと思います。

「何気なく生きているけれど、生きるってものすごいことなんだ……」と。

そういう時は何もしなくていいと、私は考えています。

「何かしなければいけない」ということに心のエネルギーを使い果たしてしまっているからです。

できないものをするなんて土台無理なのです。

でも、息はしているでしょう。

息をしましょう。

その時、できるなら吐く息をちょっとだけ長くします。さっきよりちょっと長く吐けばいいのです。ほかのことは、何もしません。

三〇分？ 一時間？ 時間なんて測らないほうがいいでしょう。

思い出したら、意識して息を吐きましょう。

今の一呼吸を、前の一呼吸よりもほんの少し長く吐きます。

「あれ？」いつの間にか、体が軽くなっていませんか？ ほんの少し軽くなっていませんか？

そうしたら、ちょっとだけ体を動かしてみます。息を吐きながら、親指を折り曲げてみるところから始めます。そうやっているうちに、少しずつ体が動きはじめます。

心のトラブルを解消する基本の一五分コース

心のトラブルを解消するのに役立つ基本的なポーズの組み合わせです。一五分程度のエクササイズですので、ぜひ毎日継続しておこなってください。

本書で初めてヨーガを始めた方は「簡単アーサナヨーガ」が充分にできるようになって、体の動きと呼吸を合わせる感覚を飲み込んでからおこないましょう。

[基本の一五分コース]

●首の脱力体操：二〇回ずつ（136頁）
●腕の脱力体操：二〇回ずつ（138頁）
●アーチのポーズ（169頁）
●ガス発散のポーズ（170頁）
●伸びのポーズ（145頁）
●準・蓮の花のポーズ（189頁）
●かがむポーズ（190頁）
●もみじの種のポーズ（178頁）
●コブラのポーズ（146頁）
●鋤《すき》のポーズ（176頁）
●サバアーサナ（ゆったり呼吸法で）（146頁）

楽しく三〇分コース

呼吸法とヨーガの楽しさがわかってくるのにあわせて、少しずつ難しいアーサナを入れていきましょう。ここでは三〇分のコースをご紹介します。三〇分ぐらいおこなうと、体が伸びたな、という実感があるはずです。体が快適になって、気持ちも快適になって、何をするにも軽々できて、そのよさを味わうと、毎日の呼吸法とヨーガが楽しくなります。

とはいえ毎日のこととなると難しいかもしれません。一週間に一～二回、三〇分コースをおこなって、そのほかの日は、「一五分コース」あるいは「目覚めのヨーガ」「寝る前のヨーガ」「職場でできるコース」などを選んで、自分で続けやすい方法を決めておくといいでしょう。「やりたくないな」という時もあります。そういう時は「首をちょっと動かすだけ」と思って始めます。首を動かしてみると、もうちょっとやっていいなと思うかもしれません。そうしたら、もう一つ別の動作をおこないます。そんな気楽な感じが継続のコツです。

ぜひ、続けてください。三か月ほどで、今までの自分とは違う自分を発見するでしょう。自分は飽きっぽいと思っていた人でも、気がついたら三年、五年とたっているかもしれません。その頃になると、人生が大きく変わっているはずです。物事の受け取り方が積極的になって、誰とでも暖かで気持ちのいい人間関係ができていることでしょう。

[三〇分コース]

●首の脱力体操：四〇回ずつ（136頁）
●腕の脱力体操：四〇回ずつ（138頁）
●アーチのポーズ（169頁）
●ガス発散のポーズ（170頁）
●ワニのポーズ（171頁）
●伸びのポーズ（145頁）
●準・蓮の花のポーズ（189頁）
●かがむポーズ（190頁）
●魚のポーズ（216頁）

魚のポーズは首筋が伸びて、首筋のラインがきれいになります。猫背を治すのにもってこいのポーズです。ただし、頸椎《けいつい》を痛めている人は、決してこのポーズをしてはいけません。血圧の高い人も避けてください。

●もみじの種のポーズ（178頁）
●ねじりのポーズ（177頁）

●ゆらぎのポーズ（191頁）
●太陽礼拝（179頁）
●コブラのポーズ（146頁）
●鋤《すき》のポーズ（176頁）
●サバアーサナ（ゆったり呼吸）（146頁）

魚のポーズ

●注意●

このポーズは、頸椎《けいつい》にふだんかからないような力がかかるので、頸椎を痛めている人は絶対におこなってはいけません。少しでも首に違和感があれば、おこなわないでください。

①
両足を前に出して、長坐姿勢になる

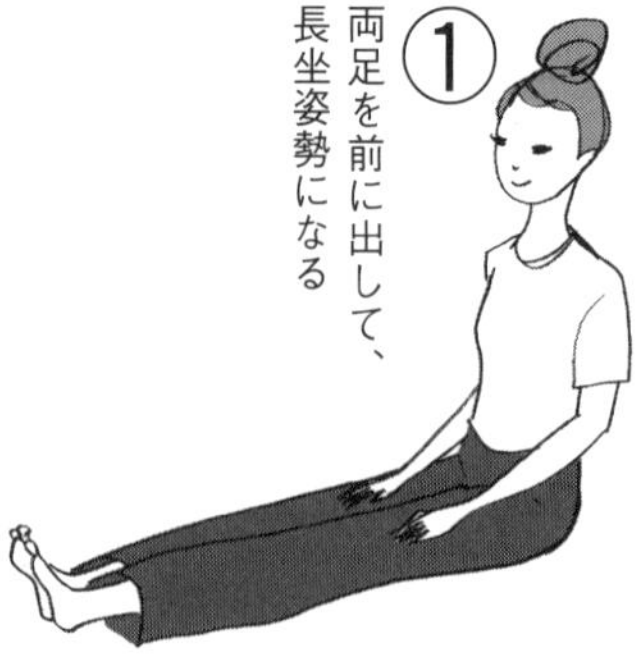

②
片足を反対側の足のももの上に乗せる

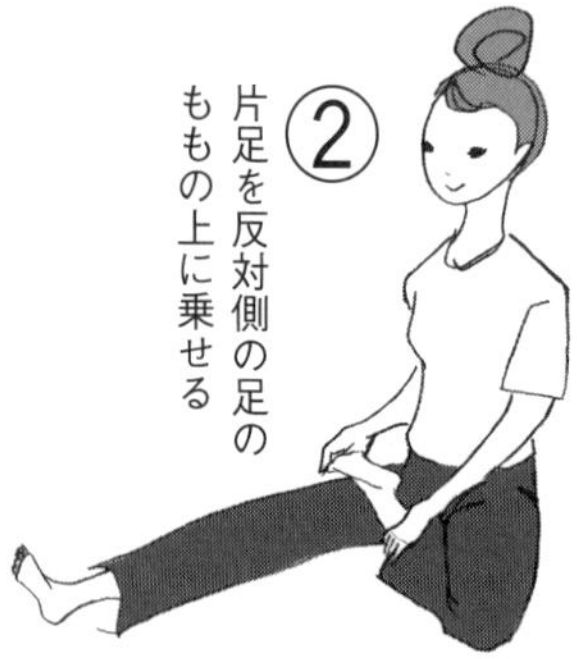

③
反対側の足も折り曲げて、ももの上に乗せる

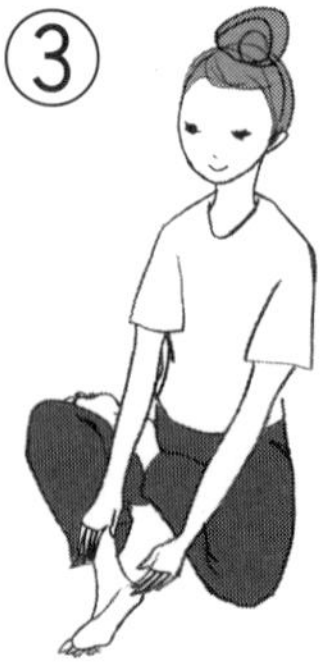

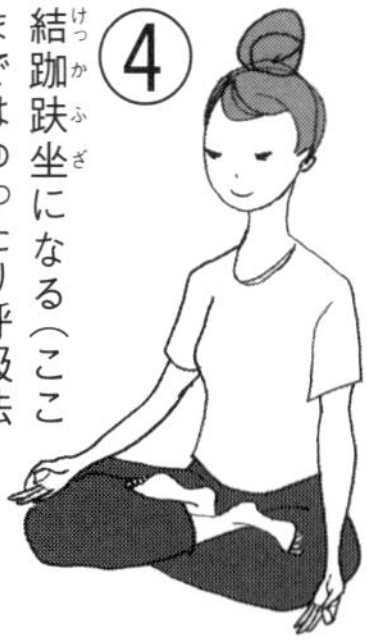

④ 結《けっ》跏《か》趺《ふ》坐《ざ》になる（ここまではゆったり呼吸法で）

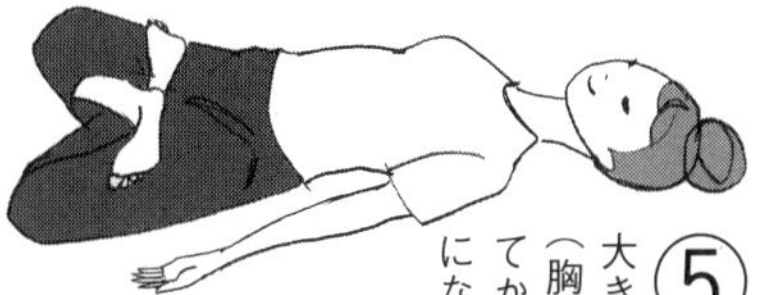

⑤ 大きく息を吸って（胸式呼吸）止めてから、あおむけになる

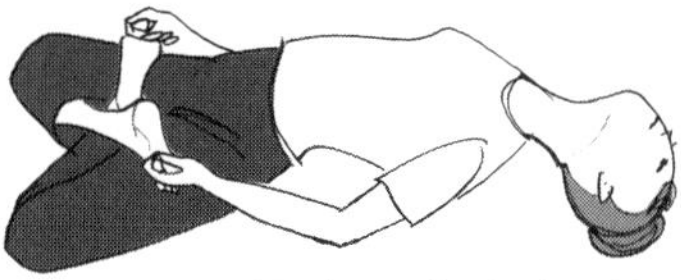

⑥ 息を止めたまま、ひじで床をぐっと押して胸をそらし、首を後ろに曲げてアーチ型になる（頭頂を床につけ、肩が浮く）。ひじを床につけたまま、足の親指に手の人差し指を引っかける

⑦ そのまま苦しくない程度に息を止めてから、吐きながら⑤に戻り、両足を伸ばして全身の力を抜いてやすむ（サバアーサナ）

★なれて楽にできるようになったら、⑥の姿勢のまま30秒間ぐらいゆったり呼吸法を続けてみましょう

★結跏趺坐に足を組めない場合は足を伸ばしたままおこなってもOKです

【活力呼吸法とヨーガをする時の注意点】

●おなかがふくれている時にはしないようにしましょう。食後二時間以上たってからがめやすです。

●冬にヨーガをする時は、部屋を暖めてから始めましょう。ゆっくりした動作なので寒さを感じます。

●血圧の高い人で、薬を飲んでも下がらない人は、特に鋤のポーズと魚のポーズは避けてください。

●血圧の高い人は、下腹を強くしぼらないようにしましょう。力むと血圧が上がります。力まないで呼吸法をしましょう。一般的に、血圧が高い時は大きく息を吸い込んでからゆっくりと吐いている時に下がっていきます。

●発熱があればヨーガをせず、ゆったり呼吸に専念することをお勧めします。
「ちょっと風邪気味だけど熱がない」という時は、多くの場合ヨーガをしてからひと眠りすると、体調はかなり楽になっていることが多いものです。試してみてください。

●「今日はやめたほうがよさそうだな」と感じるような時には、我慢してやらないことが大切です。
●病気や腰痛などで治療を受けている場合は、医師の指示に従ってください。
●本文にあるように、身体からのメッセージがとても大切ですが、身心の健康に関することは、自分よりもお医者さんのほうが客観的に判断できる立場にあることを認識しておきましょう。

エピローグ

活力呼吸法を続けていると、うつやパニックの予防になったり、困難を乗り越えられるというだけではなく、もっと積極的に自分の生活、人生に変化が起きます。

呼吸法で頭がクリアになり、すっきりするということを書きました。このようなクリアな意識は、ちゃんと呼吸法をすればくり返し体験できます。

しかし呼吸法をしていると、これとは別な体験を時々することがあるのです。

それは詩的な言葉でしか表せないのですが、「自分のいのちがよろこびの波動となって湧き上がり、身心はゆったりとくつろいで、今まで眠っていたかのように目が覚める」という体験です。

その時、あらゆるものが、宇宙そのものが、喜びの中にあります。いのちとは「よろこびの波動」なのです。「自分をとらえていたものから解放され、外に飛び出したような」体験といったらいいかもしれません。

本当に自分がしたいこと、心の底から求めていることをいつの間にか忘れ、目先の利益や欲、見栄や体裁にとらわれて自由が奪われているものが、パッと取り払われる。

昔は、喜びだったり、楽しみでしていたことが時間とともに義務になって無味乾燥で仕事をただこなしているだけという毎日……。

かつて希望を持って始めたことが、障害にあい希望を失いあきらめきっていた毎日……。

そういう毎日が吹っ切れて、新鮮なよろこびの波動に打ち震えながら新たなスタートを切る。

「だめだ」ではなく、「できる」という心の底から湧き上がる自信が、私の目を再び前に向けさせる。

そういう体験です。

この喜びの体験は、激しく歓喜に包まれるというのではなく、穏やかで静かな確信と謙虚さを伴ったものです。そして、このような体験は、やがて静まり、平凡な日常に戻りますが、これを通して新たな行動が始まります。

「だめだ」というのは、過去の失敗や苦痛の記憶に基づいて生まれる言葉でしょう。そういう過去が白紙に戻る瞬間を「呼吸法によって体験する」ということもできます。

私は、一つの逸話を思い出します。

その逸話をもって、本書の締めくくりといたします。

お釈迦様のお弟子さんにサミッディという方がいらっしゃいます。彼がマガタ国の王舎城で修行をしていた時のことです。

サミッディはその時、温泉につかっていました。すると天人がやってきて、サミッディに問いかけました。

「偉大なるお釈迦様のもとで修行されている方よ、あなたは『一夜賢者の偈《げ》』をご存じですか」

「いや、知りません。それはどんなものですか」

「修行者よ、それはあなたの師にお尋ねになるがいいでしょう」

天人は、そう言い残して去っていきました。

そこでさっそくお釈迦様のところに行って聞いたのが次の偈です。

一夜賢者の偈

過ぎ去れることを追うことなかれ
いまだ来たらざることを念《おも》うことなかれ
過去、そはすでに捨てられたり
未来、そはいまだ到らざるなり

されば、ただ現在するところのものを
そのところにおいてよく観察すべし
ゆらぐことなく、動ずることなく
そを見きわめ、そを実践すべし

ただ今日まさに作《な》すべきことを熱心になせ

たれか明日死のあることを知らんや
まことに、かの死の大軍と
遭わずというは、あることなし
よくかくのごとく見きわめたるものは
心を込め、昼夜おこたることなく実践せよ
かくのごときを、一夜賢者といい
また、心しずまれる者とはいうなり

増谷文雄《ますたにふみお》著『ブッダ・ゴータマの弟子たち』（講談社一九七一年）

お釈迦様は、「一夜賢者の偈」を説き終えると、静かにその場を立ち去っていったといいます。この偈にはどんな意味が込められているのでしょうか。「今に生きよ」もしくは「今を生きよ」と言っているというのが一般的な理解の仕方です。確かにそうだと思います。

ただ私は、お釈迦様が言いたかった急所は、「そを見きわめ、そを実践すべし」だと理解しています。

「自分のすべきことを見きわめて、行動せよ」

自己洞察と行動です。

行動することは、体を使うこと、筋肉を使って体を動かすことです。心の問題を心や頭で解決することを求めているのではありません。お釈迦様は、何よりも行動を求めていると私は理解しています。

今に生きるという言葉は抽象的です。自分の意志で行動すること、行動こそが具体性そのものです。

これはサミッディの物語です。

サミッディは、どうして温泉につかっていたのでしょうか。

修行に疲れたのでしょうか。

人生に行き詰まっていたのでしょうか。

しばし癒しの時を過ごしていたに違いありません。

その時何かが彼の頭の中をよぎりました。

「こんなことをしている場合か!」

癒しだけでは先に進まないのです。


今を見きわめるために、活力呼吸法が何よりも必要だと私は考えています。

いつでもどんな時にも、生きているかぎり、私たちは呼吸だけはしています。

その呼吸を、意識しておこなう呼吸法もまた行動なのです。

謝辞

本書は、雑誌『湧』の連載「快適ヨーガと呼吸法」が終了したあと、地湧社の皆様のご好意で新たに原稿を書き下ろすところから作業が始まりました。

連載の最後は次のような内容でした。

「あまりにも不器用でぎこちない自分に気がついて、何とかして自由な自分になりたいと願いを持ったのが、一九歳の時でした。それから、歳月が流れて、早六五歳になろうとしています。目的地は、無限のかなたにあるのかと思いますが、それでも少し自分が自由になりました。それは、喜びと悲しみ、成功と失敗、誉と恥の無数のくり返しから学びつつあることと、呼吸法のおかげだと考えています」

この時から約三年間、原稿は紆余曲折し、編集をしてくださった植松明子さんにはたいへんご苦労をおかけしました。

本書は、『ここ一番に強くなるセロトニン呼吸法』とは違って、生理学的な記述をできるだけ避けました。歴史と体験から学んだことを基にしたからです。

しかし、だからといって、生理学的事実を無視しているわけではありません。私には、東洋的なエクササイズの効果が、現代の眼でどのように説明できるかに強い関心があります。

東邦大学の有田秀穂教授に、その後の研究成果について何度となくご教授いただきました。筑波大学の征矢英昭教授とは、共同研究という形でたいへんお世話になりました。長野県看護大学では広瀬昭夫教授(二〇〇八年退官)とともに脳波測定と禅問答をくり返しおこないました。諸先生方のご助力によって、呼吸法を基本にした東洋的エクササイズには時代と国境を越えて価値があるという確信が得られました。

また、何人もの友人が原稿を読んでくれました。

友人は、読者に対して不親切で理解不能な部分を厳しく指摘してくれました。

そしてこの間、家族は浮世離れした私をはらはらしながら見守ってくれていました。

このように大勢の方々のお時間をいただいて、ようやくゴールにたどり着きました。

ありがとうございます。

高橋玄朴

二〇一〇年四月

■巻末付録

1 二次元気分尺度―― 気分を調べる

ヨーガ、呼吸法をすると、マイナスの気分が減ってプラスの気分になることを自分で体験していますし、一緒にやっている仲間からもよく聞きます。このことをより一般的に確認するために、私は「二次元気分尺度」という心理指標を使って、自分の呼吸法とヨーガの教室で調べました。その結果が、本書で述べている内容の根拠の一つになっていますので、そのデータをここに掲載します。

どのような運動でも適度な運動なら気持ちがよくなるのですが、このことを実証するのはとてもむずかしいのだそうです。この困難な実証に挑戦する中で、筑波大学の征矢英昭、坂入洋右両先生が「二次元気分尺度」(体育の科学　Vol.53「新しい感性指標、運動時の気分測定」)というものを考案しました。

今までにも心理テストはいろいろありますが、運動の途中で何十もの項目に印をつけるのは現実的でなく使いにくいものでした。そこで工夫されたのがこの心理指標です。これは、たった8項目の簡単な質問に6段階の印で答えるだけで済みます。あとは独自の計算式に入力すると、ポジティブ覚醒度、ネガティブ覚醒度、快適度がわかるというものです。それぞれの気分を感じていなければ指標は0になります。

征矢、坂入先生は『感情表現辞典』(中村明編、東京堂出版)を使って、私たちが感じている、楽しい、けだるい、イライラしているなどの気分は、すべて「快適か不快か」という軸と「覚醒レベルが高いか低いか」という軸の二つで表すことができることを見つけました。

たとえば、「イライラしている」時は「不快で、覚醒レベルが高い」、「張り切っている」時は「快適で、覚醒レベルが高い」、「夜床に入っていい気持ちで眠りにつく」時は「快適で、覚醒レベルが低い」、「うつの気分」の時は「不快で、覚醒レベルが低い」というようにです。

私はこの「二次元気分尺度」を使って、ヨーガをして気分にどんな

変化があるかを調べました。調べた期間は、2003年12月から2004年5月までの半年間で、私のヨーガ教室の方々74名にお願いしてエクササイズのつど調査票にチェックしていただきました。

全員がいつも出席するわけではありませんから、人によって回数は3回から10回以上とばらつきがあります。表に記入してもらうのですが、毎回、まず呼吸法・ヨーガを始める前に1回、途中で2回（2回目と3回目の間に呼吸法と冥想の時間があります）、終わった時の計4回記入してもらいました。これを整理して統計ソフト「ジャンプ」を使って、調べた結果が以下の図です。

ポジティブな覚醒度

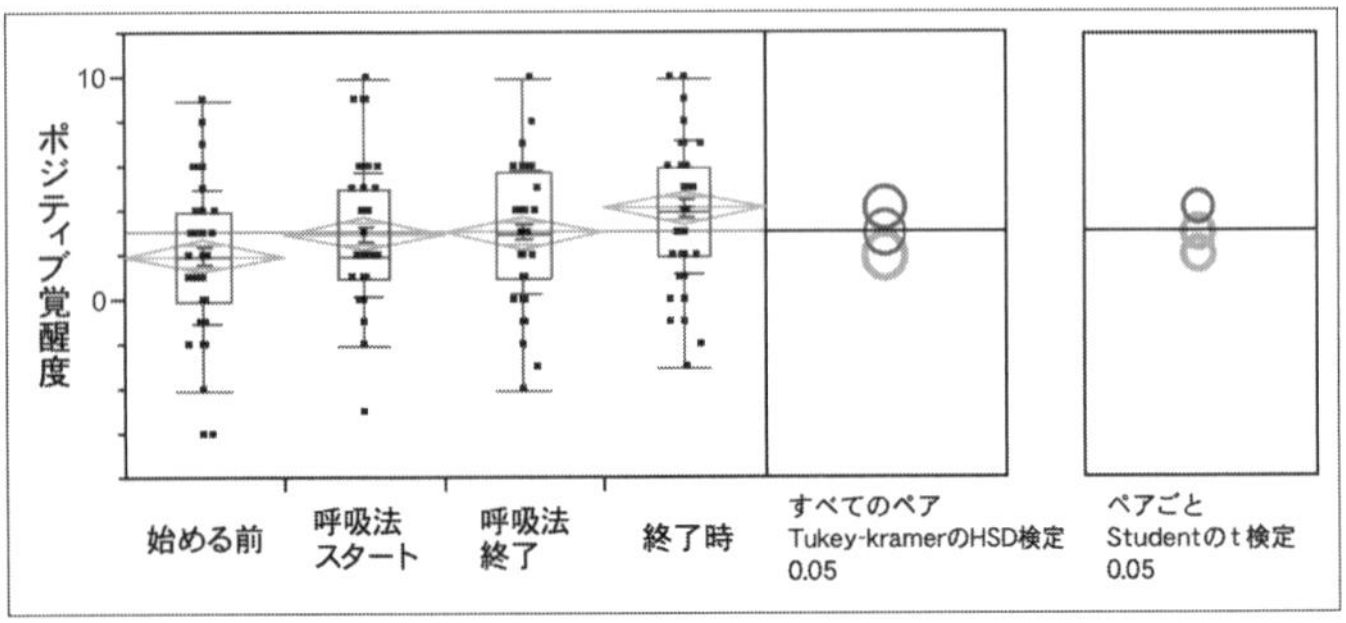

ネガティブな覚醒度

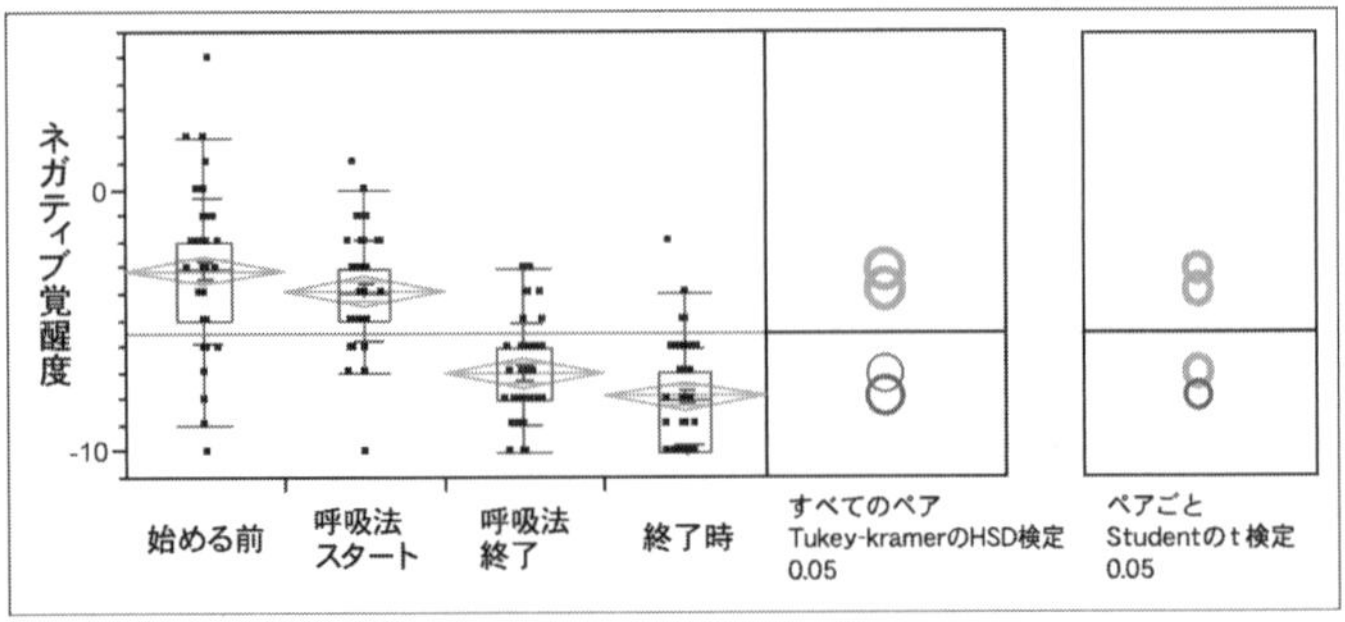

快適度

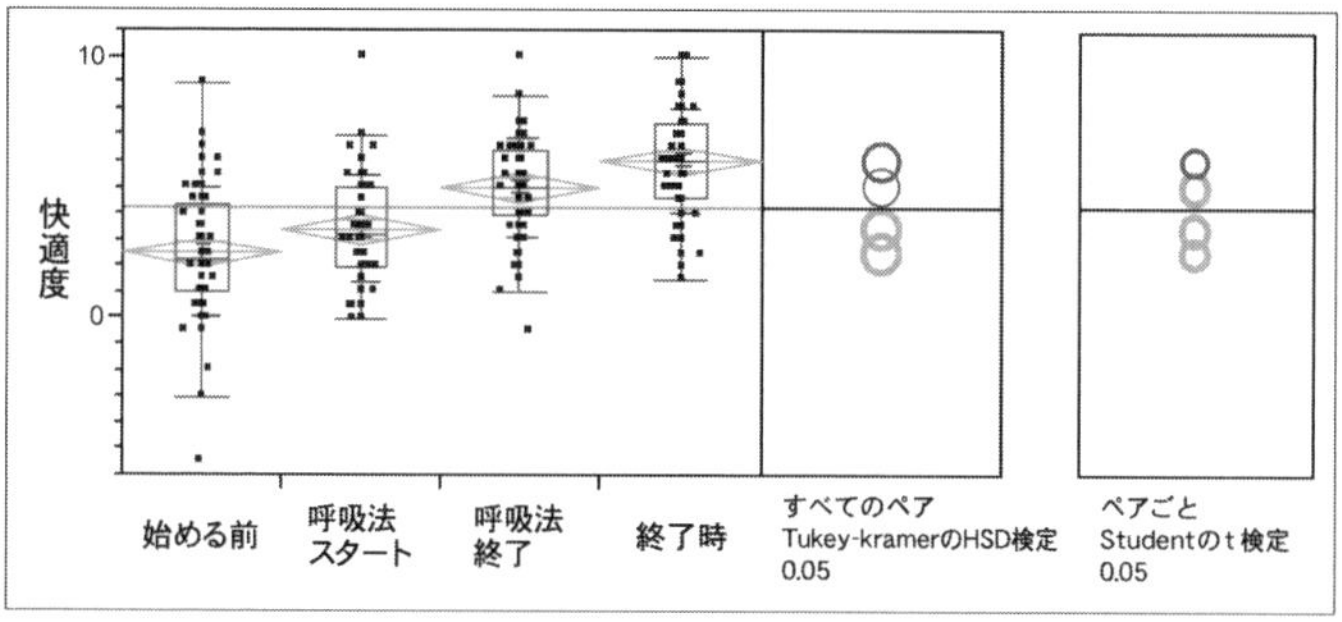

左側のひし形の枠は、平均を表しています。また右側の丸は、その平均の統計学的な有意差を見ています。丸が離れているほど有意差が大きいことを示しています。ひし形の位置と丸の位置には対応関係があります。丸が小さいほど確からしさは高くなります。より小さい的《まと》に当たっているというイメージです。

結果をまとめると、ポジティブな覚醒度と快適度は次第に高くなっていき、逆にネガティブな覚醒度は大きく下がっています。特に、呼吸法でネガティブな気分が大きく改善されることがわかります。

2度目の気分の変化の実験は、信州大学のシニア健康講座でも約50名の方にお願いしておこないました。詳細は省略しますが、やはりネガティブな覚醒レベルは下がって、快適度があがりました。この時は、ヨーガが終わってから参加者が帰宅した時にもその気分が反映されているかどうかを調べ、帰宅してもその影響がかなり残っていることを確認できました。

2 脳波測定

脳波というと、「α波が出るとよい」とか「αといっても、α_2がよい」ということが一般的に言われています。α脳波を出す方法や器具などの広告をよく見かけますし、皆さんもよくご存じのことと思います。

また、たとえば気功法を15分おこない、その時の脳波にα波（α_1、α_2）や、時にはθ波が出たからこの気功法に効果がある、という実験がおこなわれたりします。そのような場合、ふつうβ波ははじめから度外視されていますし、δ波は眠っている時の脳波だからということで考慮されません。このことは、ほぼ常識となっている脳波の理解だと思います。

あえて常識を否定するつもりはありませんが、納得できない点があります。というよりも、もっと別のこともあるのではないかと私は考えているのです。

納得できない理由の一つは、測定している時間が短すぎることです。まず、東洋的なエクササイズは、昔からどのようにおこなわれてきたのかというところから調べを始めることが大切なのではないかと私は考えているからです。

気功師が気功をしたり、武道家が坐禅や立禅をする時、呼吸を工夫しますが、本格的な行では、1回の呼吸法や坐禅を20分や30分というような短い時間で止めるとは考えられません。気功をしてα_2波を出すことが目的なら修行をする必要はないのです。行をする人は1回を最低でも１時間近くはおこなっていると思います。そして、昔のことですから、ストップウォッチで何分間呼吸を工夫しましたというようなことではないだろうし、行というものはそういう性質のものではありません。それを測定者が時間を区切って測定しているところが疑問なのです。

理由の2つ目は、自分が脳波測定の被験者になった時の体験からの疑問です。測定が終わってデータのα波の変化と自分がその時に感じ

ていたこととには、ずれがあるのです。α波がたくさん出ている時はこういう気分だといわれている内容と、その時の自分の気分とはそれほどぴったり一致していると思ったことがないのです。

また、時間を気にせずに呼吸法を満足するまでおこなった時、最後にくり返し体験される気分や内的感覚があります。それは「落ち着いていて頭がクリアで快適な気分」なのですが、この頭のクリアな時の感覚は、呼吸法を始めてすぐにα_2波が増えている時の感覚とはちがうのです。このような疑問がずっと前からあったので、実際に調べてみました。

この実験は、長野県看護大学の広瀬昭夫元教授が在職時代に、私と同じような疑問をもっておられたことから実現しました。測定は広瀬教授と学生さんたちとで、2006年1月6日と2007年3月26日の2回おこないました。

〈実験時の呼吸法〉

2度の測定とも、私が普段おこなっている呼吸法をそのままおこないました。つまり、日常的に実行しているのと同じ条件での測定ということです。そのやり方は—

①まず最初に、ハードな活力呼吸法をします。
呼吸法をしばらくしていると、いつの間にか呼吸法を忘れてしまっていることに気がつきます。

②そこで、今度は、ハードな呼吸法を再度試みながら数息観をします。数息観とは、呼吸法をしながら自分の呼吸を数える方法ですが、いくとおりかやり方があります。私は眉間のあたりに数字をイメージしながら十まで数えてはくり返し、雑念がわいたらまた一から数え直します。
しばらく続けていると、数を数えるのを忘れていることに気がつきます。呼吸も自然な呼吸にもどっています。

③そこで、「無字観」をします。無字観とは、呼吸法をしながら「無」の文字をイメージして「むーーー」と唱える方法です。私

は声に出さずに唱えながら、ハードな活力呼吸法をします。

これもしばらくすると、いつの間にかただ坐っているだけになります。

④この、ただ坐っている状態を続けていると、急に意識が日常に戻ります。それで、「今日はこれでおしまいにしよう」となるのです。

測定の途中でどういう気分変化が起きたか、どういう呼吸ないし冥想法をしているかを、始める前にスタッフとサインを決めておいて、測定中に合図を送って記録をとりました。

〈測定〉

1度目と2度目でほぼ同じような変化の仕方をしていましたので、ここでは1回目の脳波の変化のグラフをご紹介します。

次頁のグラフは、2006年１月6日に、長野県看護大学で私が呼吸法を52分間おこなった時の脳波の変化を表しています。

脳波の波形は、デジタル化して記録されますが、その数値をコンピュータで解析して、どの波長の脳波が何パーセント含まれているか時間を追って記録したものがこのグラフです。

Fp1、Fp2、C3、C4、…は脳の部位を示しており、元はカラーで色分けされているのですが、ここでは大雑把に全体としてこんなふうに変化しているのだということを見ていただければと思います。

縦軸のメモリはそれぞれの脳波の%量、横軸のメモリは時間（分）です。

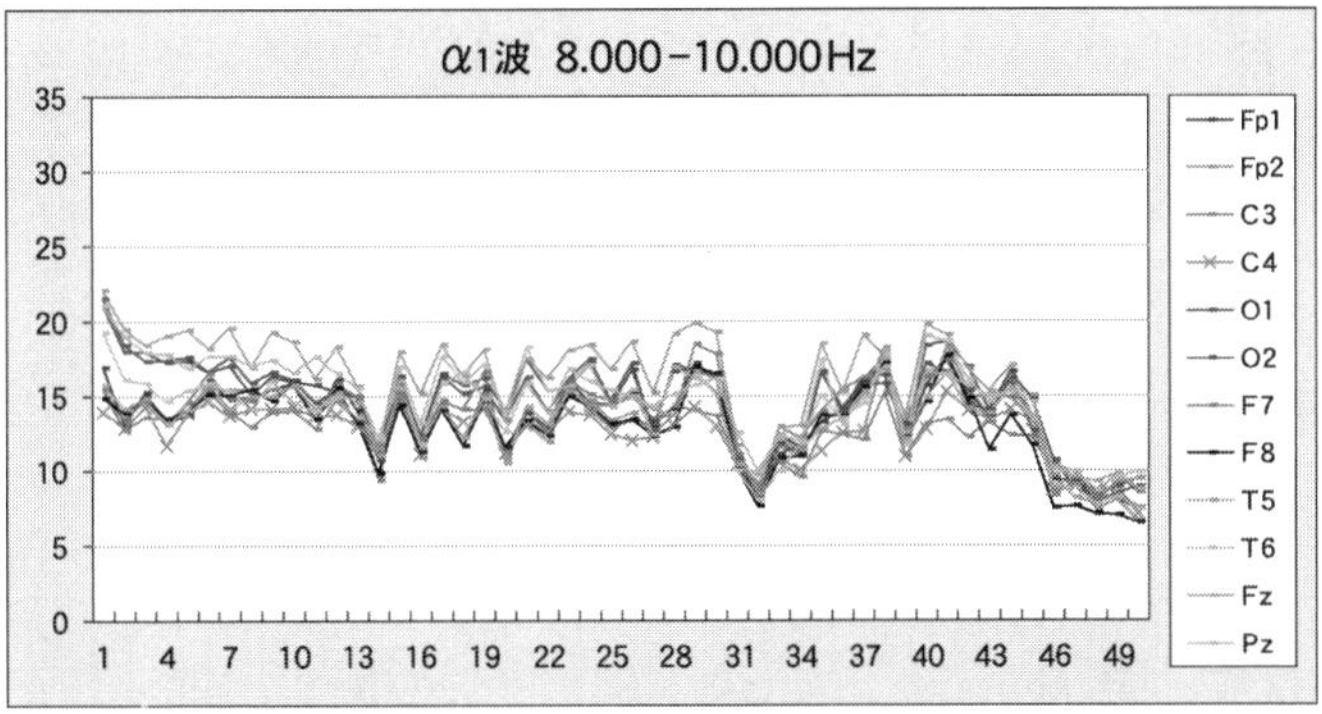
α1波 8.000-10.000Hz
35
30
25
20
15
10
5
0
1 4 7 10 13 16 19 22 25 28 31 34 37 40 43 46 49
Fp1
Fp2
C3
C4
O1
O2
F7
F8
T5
T6
Fz
Pz

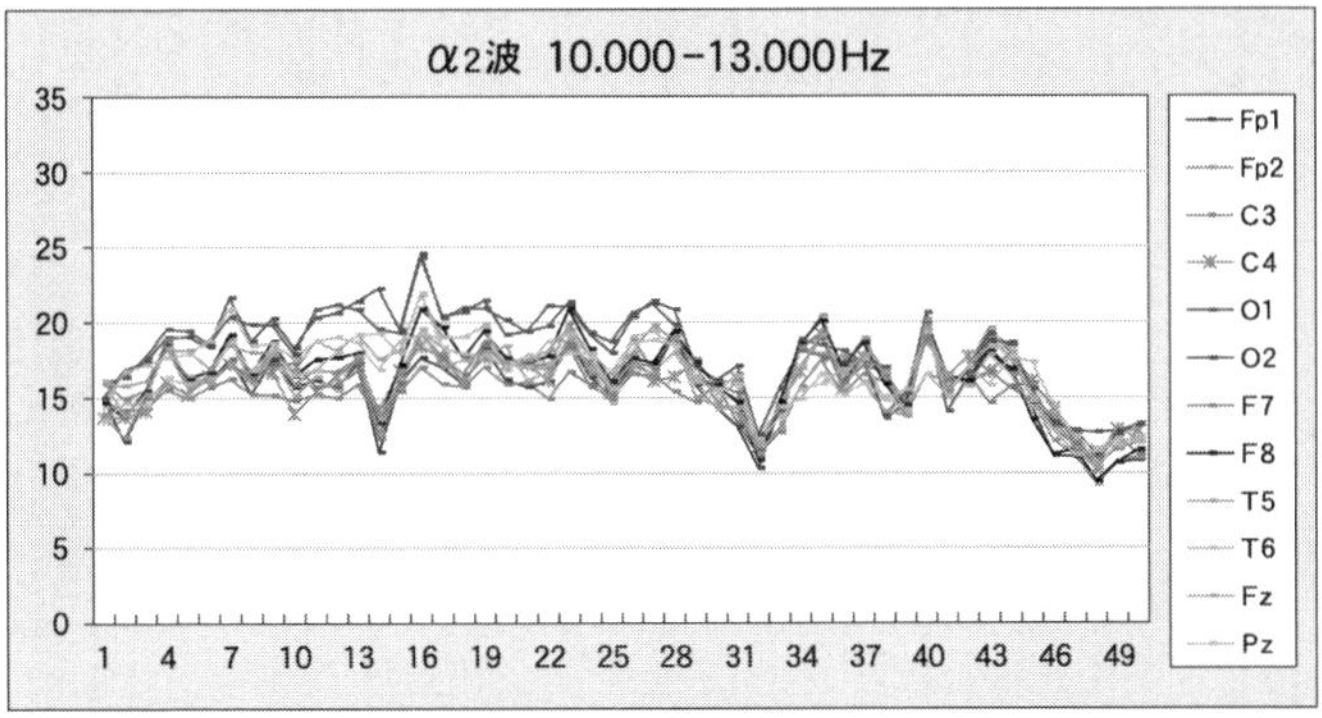
α2波 10.000-13.000Hz
35
30
25
20
15
10
5
0
1 4 7 10 13 16 19 22 25 28 31 34 37 40 43 46 49
Fp1
Fp2
C3
C4
O1
O2
F7
F8
T5
T6
Fz
Pz

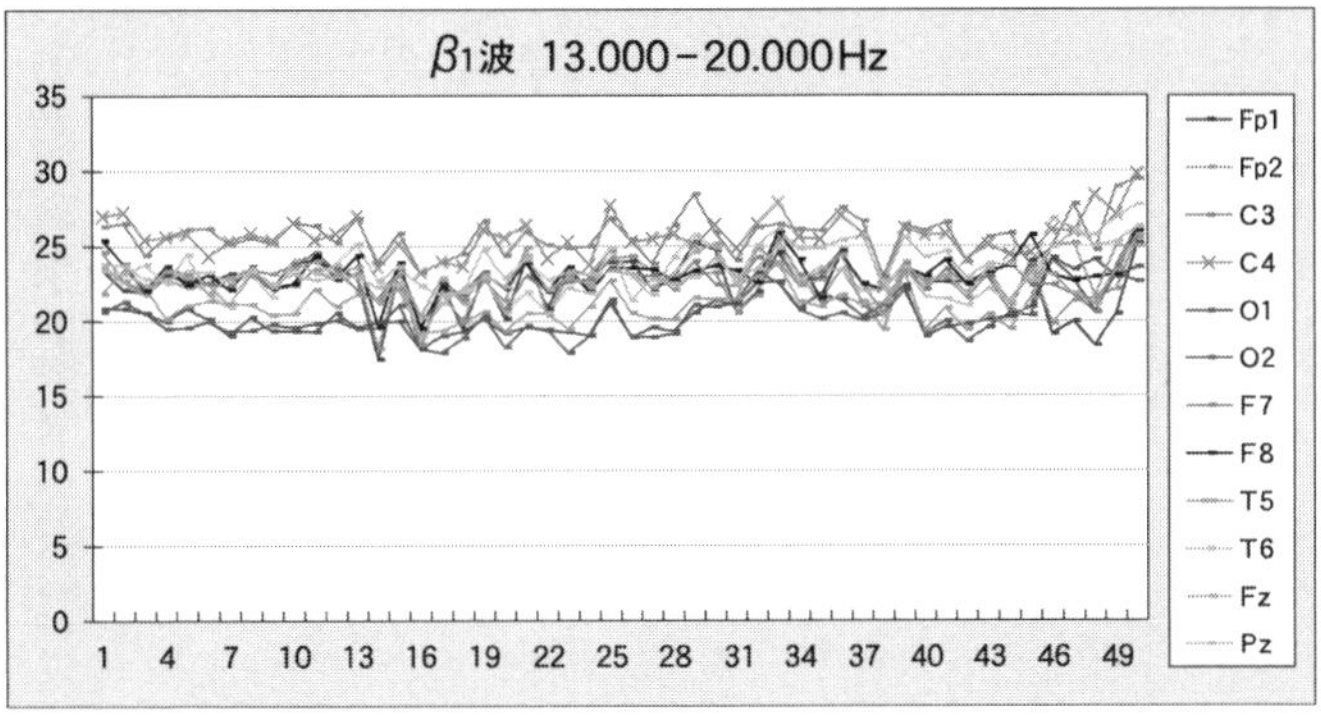
β1波 13.000-20.000Hz
35
30
25
20
15
10
5
0
1 4 7 10 13 16 19 22 25 28 31 34 37 40 43 46 49
Fp1
Fp2
C3
C4
O1
O2
F7
F8
T5
T6
Fz
Pz

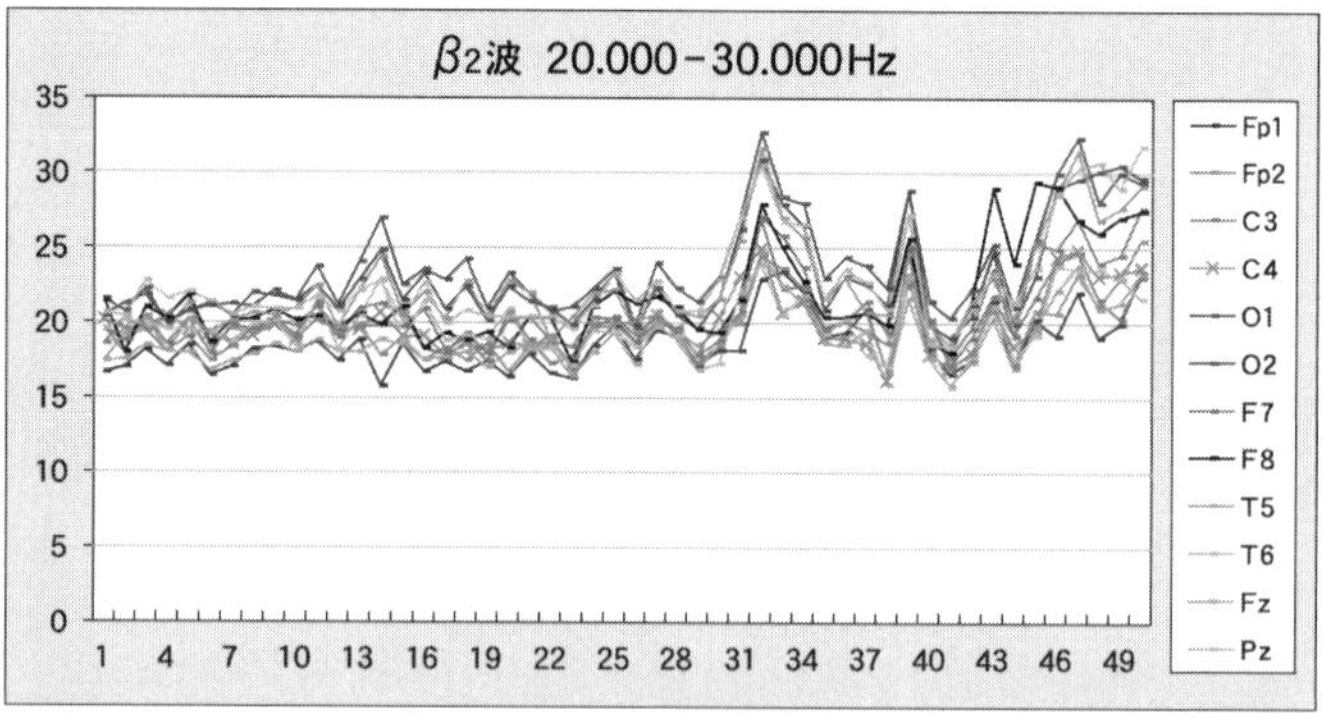

β2波 20.000-30.000Hz
35
30
25
20
15
10
5
0
1 4 7 10 13 16 19 22 25 28 31 34 37 40 43 46 49
Fp1
Fp2
C3
C4
O1
O2
F7
F8
T5
T6
Fz
Pz

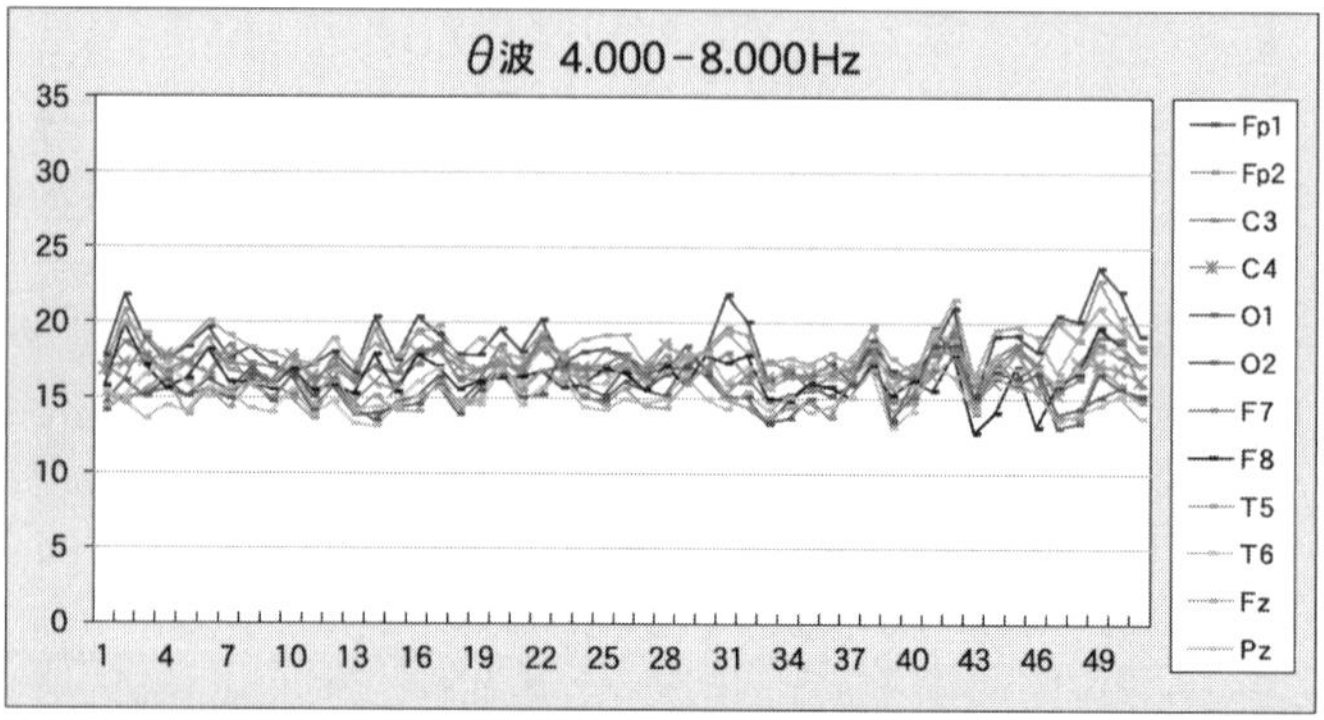

θ波 4.000-8.000Hz
35
30
25
20
15
10
5
0
1 4 7 10 13 16 19 22 25 28 31 34 37 40 43 46 49
Fp1
Fp2
C3
C4
O1
O2
F7
F8
T5
T6
Fz
Pz

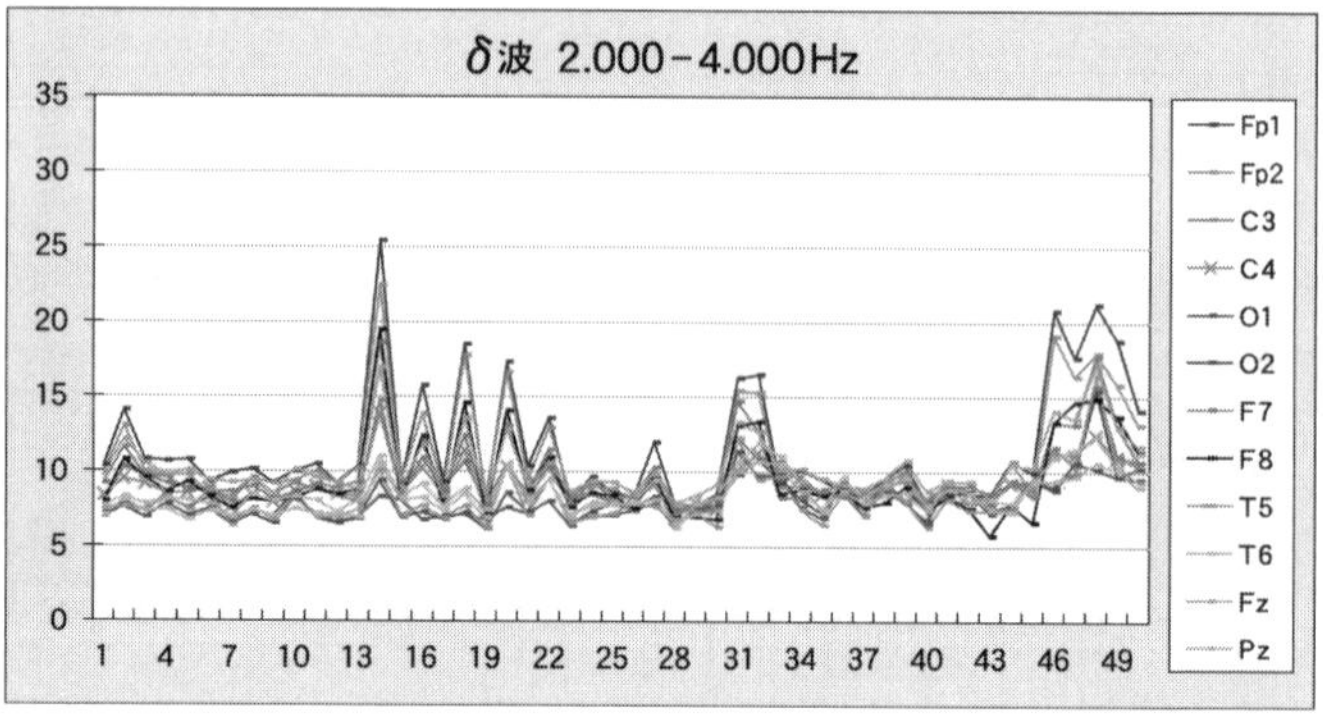

δ波 2.000-4.000Hz
35
30
25
20
15
10
5
0
1 4 7 10 13 16 19 22 25 28 31 34 37 40 43 46 49
Fp1
Fp2
C3
C4
O1
O2
F7
F8
T5
T6
Fz
Pz

①初めから13分間ほどは強い活力呼吸法をしています。
測定を始めるとすぐにα_1が減り、α_2が増えて、その他の波長はあまり変わりません。

②13分頃から23分頃は「数息観」、23分頃から33分頃までは「無字観」をしています。ここまでは、目を閉じていました。
δ波が短時間増えては戻りということをくり返しています。特に前頭葉でその変化が顕著なことがわかります。

14～15分ぐらいのところで、前頭葉など脳の部位別に大きな変化があり、そのあと、δ波が目立った変化をしています。

この時、覚醒時に多いβ波は目立って変化はなく、δ波が増えているからといって眠くなっていたり、眠ったりはしていません。それは、2回目の時に呼吸法をしている間中DVDで撮影して確認しました。気分は、現実から離れて雲間を漂っているような感じです。

③31分を過ぎたあたりで、α波が激減しβ波が増えています。これは一見すると雑念が激しくわいてきたことを意味しますが、θ波とδ波が増えているということは、たとえば計算など日常的な作業をする時とは、ちがった変化であると見られます。主観的にも雑念がわいているのではなく、心が静かで頭がクリアな状態です。
α波が激減しはじめβ_2波が増えはじめてから数分後に開眼しています。この開眼は、ふだん自分が呼吸法をしていて、自然に目を開ける時と同じ感覚です。つまり、意図しないで自然に目が開くのです。

④この開眼をしばらく続けているうちに、43分を過ぎたあたりから、さらに大きくα波が減り、その他の波が増えています。

⑤48分頃に、すがすがしく非常にクリアで気持ちがいいことに気がつきました。ふだんですと、このような感覚になった時には坐を立つのですが、この時の脳波はどうなのかを見極めたかったので、測定を3分間延長してもらいました。この時にδ波が高い状態が顕著に続いています。

（ほかの脳波も見ると、α波が激減して、β_2波が増えています。この変化は、目を開けたままの状態で起きています）

〈感想〉

この脳波測定中に私の体験していることと変化がよく対応しているのが、δ波でした。

前半、13分頃から22分ぐらいにかけて、突起のようにδ波が出ている時は、いわゆる無の状態あるいは意識が一瞬消えたような状態がちょっとの間出ては戻っています。この時は、α_1波は逆に減りますが、その他の波はほとんど変化していません。

眠っているわけではありません。眠れば一瞬でも筋肉の力が抜けるのでわかります。2回目の測定の時にビデオで確認しました。31分ぐらいから２分間ぐらいと、43分ぐらいから最後まで、δ波が増えている時は、β、θ波は増えていますが、α波は激減しています。

この時に、頭がクリアで快適になっています。頭がクリアで、注意が全方位に行き渡っている時の脳波は、このようにβ波とδ波が増えて、α波はむしろ激減している時ではないかと想像しています。

このような結果が一般的に得られるかどうかは、今後さまざまな人で検証していかなければ断定できませんが、「α波はリラックスの脳波だ」というだけではない何かを示唆していると私は考えています。また、いわゆる「無心」の時の脳波は、このようなものと考えていいのかもしれないと思っています。

もうひとつ、15分ぐらい、30分ぐらい、45分ぐらいのところで、α_1、α_2、β_2、δ波で、顕著な変化が見られます。これらの変化によって、気分というのは一定の状態がずっと続くのではなくて、あるリズムをもって変化していることを示しているのではないかと考えられます。

１日の中で心身が変化するリズムのことをウルトレイディアンリズムといいますが、脳波測定で得られた変化は、このウルトレイディアンリズムの一端が検出されたのではないかと私は考えます。

ウルトレイディアンリズムについては、アーネスト・L・ロッシと

いう人が遺伝子発現のレベルから詳細に研究し、神経だけでなくホルモンなどの体内環境の変化も関係しているという研究をおこなっています。*

このようなことを総合して、気分は変化するという「ゆらぎ」体験は客観的に観察でき、実際に観察されているものだと考えられます。私はこのことを、本書のゆらぎの項目を書く根拠としました。

---

*『精神生物学』アーネスト・L・ロッシ著（日本教文社）。原著書の初版は1986年、改訂版が1993年と古いので、ロッシのその後の研究成果で内容に不都合なところがあるかどうかを、21世紀に入ってインターネット上に発表された論文を調べて、より前進した内容になっていることを確認しました。

論文名 The Deep Psychobiology of Psychotherapy : Towards a Quantum Psychology of Mindbody Healing（2001-2008）

The new neuroscience school of therapeutic hypnosis, psychotherapy, and rehabilitation.（2006）

The Bioinformatics of Integrative Medical Insights : Proposals for an International PsychoSocial and Cultural Bioinformatics Project（2006）

The Genomic Science Foundation of Body Psychotherapy.（2004）

Stress-Induced Alternative Gene Splicing in Mind-Body Medicine.（2004）

The Bioinformatics of Psychosocial Genomics in Alternative and Complementary Medicine.（2003）

Gene Expression, Neurogenesis, and Healing: Psychosocial Genomics of Therapeutic Hypnosis（2003）

Psychosocial Genomics : Gene Expression, Neurogenesis, and Human Experience in Mind-Body Medicine.（2002）

【著者紹介】
高橋玄朴（たかはし　げんぼく）

1942年生まれ。19歳のときから、呼吸法・禅ヨーガの研鑽で一道を貫く。東洋的エクササイズの生理学的効果について筑波大学・信州大学・長野県看護大学などで共同研究。信州大学シニア健康講座を担当。長野市市民大学でヨーガ指導、マクロビオティックサマーカンファレンスで呼吸法指導を行う。現在、ルボア・フィトテラピー・スクールでフィトブリージング講師、NPO法人寝たきり半分推進協議会理事長、禅ヨーガ研修会主宰。著書に『ここ一番に強くなるセロトニン呼吸法』『自己をみる眼』『菊芋の驚くべき効能』など。

うつを克服《こくふく》する活力《かつりょく》呼吸法《こきゅうほう》――クラシック・ヨーガとともに

2010年 5月25日　初版発行

著　者　高　橋　玄　朴　ⓒ Genboku Takahashi 2010
発行者　増　田　正　雄
発行所　株式会社　地《ち》　湧《ゆう》　社
東京都千代田区神田北乗物町16（〒101-0036）
電話番号：03-3258-1251　郵便振替：00120-5-36341
装　幀　塚本やすし　　イラスト　大野まみ
印　刷　シナノパブリッシングプレス
製　本　根本製本

万一乱丁または落丁の場合は、お手数ですが小社までお送りください。
送料小社負担にて、お取り替えいたします。

ISBN978-4-88503-207-3 C0077

老子（全）
自在に生きる81章

王明校訂・訳

老子の道徳経をいくつかの原典にあたりながら独自に校訂し、日本語に現代語訳。中国語、日本語ともに母国語の著者が、その真髄を誰でもわかるように書き下ろす。不朽の名訳決定版。

四六判上製

心の治癒力
チベット仏教の叡智

トゥルク・トンドゥップ著／永沢哲訳

私たちが日常的に感じる精神的な苦痛や病気の痛みを、どう受け止め、手放し、自由に生きることができるか？　チベット仏教をベースとした体と心の癒しを懇切丁寧に説き明かしたマニュアル。

四六判上製

自分さがしの瞑想
ひとりで始めるプロセスワーク

アーノルド・ミンデル著／手塚・高尾訳

夢、からだの感覚、自然に出てくる動き、さらに雑念から人間関係まで、ありのままに受けとめることから自分をより深く知り、囚われのない「今」を素直に生きるためのトレーニング・マニュアル。

四六判並製

「気」の意味
仙道が伝える体の宇宙

島田明徳著

気を知ることは自分自身を知ること。気を練る修行＝仙道修行の体験をもとに、気にまつわる様々な誤解を一つひとつ取り除きながら、気の本質を鮮やかに解き明かしていく気の入門書。

四六判上製

もう一つの人間観

和田重正著

大脳の欲望と知力に振り回されて苦悩する人間を、生物進化という大きな流れの中でとらえ直し、その本質に迫る。現代の危機は、いのちの流れに沿わなければ乗り越えられないと示唆した先見の書。

四六判上製

ここ一番に強くなるセロトニン呼吸法
スポーツからスピーチまで

有田秀穂・高橋玄朴著

坐禅に使われる丹田呼吸法が「平常心」を保つのになぜ効果的なのかをセロトニン神経の働きを通じてわかりやすく解説するとともに、ヨガなどの呼吸法の具体的なやり方をていねいに解説する。

四六判並製

釈尊の断食法
心身を覚醒させるウポワズと呼吸法

前田行貴著

断食は体が本来持っている力を目覚めさせ諸器官を活性化する。同時に、体を空にすることは自分を見つめ直すチャンスでもある。実際に自分でできる断食法や丹田呼吸法についても詳しく解説。

四六判並製

からだを解き放つ アレクサンダー・テクニーク
体・心・魂が覚醒する

谷村英司著

アレクサンダー・テクニークを実践・指導してきた著者が、禅やヨガといった東洋的な修行法の考え方と結びつけてテクニークの本質を日本人にわかりやすく解き明かし、独自の身体観を提唱した野心作。

四六判上製

癒しのしくみ

樋田和彦著

病気とは何か、癒しはなぜ起きるのか。O―リングテスト等ユニークなテスト法を駆使して、体の絶妙なバランス機能を明らかにする。心と体のつながりを捉えながら、癒しの全体像を映し出す。

四六判上製

癒しのホメオパシー

渡辺順二著

ホメオパシーは、代替医療のエース的存在としてヨーロッパを中心に世界中で注目されている同種療法である。その基礎と真髄をわかりやすく語った、日本人医師によるはじめての本格的な解説書。

四六判上製